AF452252

ESSAI

SUR LA

GANGRÈNE PULMONAIRE

DANS LE COURS DE QUELQUES AFFECTIONS CHRONIQUES

DU POUMON ET DES BRONCHES

PAR

Alb. LIANDIER

DOCTEUR EN MÉDECINE DE LA FACULTÉ DE PARIS

INTERNE DES HOPITAUX

MÉDAILLE DE BRONZE DE L'ASSISTANCE PUBLIQUE (EXTERNAT DE 1877)

(INTERNAT DE 1882)

PARIS

ALPHONSE DERENNE

52, Boulevard Saint-Michel, 52

1883

A LA MEMOIRE DE MON PÈRE

A MA MÈRE

ESSAI

SUR LA

GANGRÈNE PULMONAIRE

DANS LE COURS DE QUELQUES AFFECTIONS CHRONIQUES

DU POUMON ET DES BRONCHES

En 1881, pendant notre internat dans le service de notre excellent maître, M. Blachez, nous avons eu l'occasion d'observer deux cas de gangrène pulmonaire, différant notablement de ceux que nous avions rencontrés jusqu'alors ; dans le cours de la même année, nous pouvions étudier deux malades, offrant quelques symptômes d'altérations gangréneuses des voies respiratoires, mais qui n'ont pas succombé. Notre attention a été attirée par ces faits, et nous avons voulu connaître les principaux travaux publiés sur ce sujet. De ces recherches, est résultée pour nous l'opinion que, bien que la terminaison par gangrène pulmonaire de certaines affections des voies respiratoires fût parfaitement connue, nous ne possédions pas, en France du moins, une étude d'ensemble sur cette question. Nous avons donc résolu d'étudier, au point de vue clinique, la genèse et la marche de cette variété fort intéressante de sphacèle. Les circonstances ne nous ont pas permis de faire suivre nos autopsies d'un examen micrographique. D'ailleurs, nous ne regrettons qu'a demi cette lacune. L'anatomie pathologique de la pneumonie chronique, de la dilatation des bronches, et de la gangrène pulmonaire, est aujourd'hui trop connue pour qu'un pareil examen eût pu beaucoup y ajouter. Nous regrettons davantage de ne pas avoir pu examiner les organismes inférieurs qui auraient pu se rencontrer dans le sang ou dans les sécrétions bronchiques de nos malades, ainsi que dans les épanchements pleuraux, et les foyers gangréneux trouvés à l'autopsie. Mais une pareille recherche, pour ne pas exposer à des causes d'erreur innombrables, exige que l'observateur possède une connaissance approfondie de son sujet ; que, par de longues études préalables, il se soit familiarisé avec la culture et l'examen des germes. Nous n'avons donc pas cru devoir nous lancer dans des recherches, pour lesquelles nous étions loin d'avoir une compétence suffisante, et dont les résultats ne pouvaient dès lors nous inspirer aucune confiance. D'ailleurs, l'air d'une salle d'hôpital contient toujours en suspension un grand nombre de germes, qui, entraînés par l'inspiration, pénètrent dans les voies aériennes des malades, et il nous eût, sans doute, été fort difficile de reconnaître la part que nous devions faire dans l'étiologie de la maladie, à chacune des diverses variétés d'organismes que nous eussions rencontrées dans les sécrétions bronchiques ou les détritus gangréneux.

HISTORIQUE

C'est dans l'ouvrage de Bayle (*Traité de la phthisie pulmonaire* 1810), que nous trouvons les premières notions précises sur le sphacèle du poumon. Sa phthisie ulcéreuse doit évidemment, dans le plus grand nombre des cas, être rapportée à la gangrène pulmonaire. Nous disons dans le plus grand nombre des cas et non dans tous, car pour Bayle, le seul caractère constant de la phthisie ulcéreuse consiste dans l'absence de membrane distincte, tapissant l'ulcère du poumon. L'odeur fétide ne s'y rencontre pas toujours ; en revanche, elle peut exister sans qu'il y ait phthisie ulcéreuse. Or, l'auteur déclare que cette maladie peut exister tantôt seule, tantôt compliquée d'autres formes de phthisie, et il rapporte des exemples de cette dernière variété. L'un d'eux n'est autre chose qu'un cas de gangrène chez un tuberculeux.

Dans un autre cas, il s'agit d'une pneumonie chronique, probablement avec bronchectasie, déterminée par l'introduction dans la bronche d'un os qu'on ne retrouva pas à l'autopsie. La malade succomba à la gangrène pulmonaire.

Nous arrivons ensuite à Laënnec, qui après avoir donné une description restée classique du sphacèle pulmonaire primitif ; après avoir signalé certains cas où l'autopsie n'a montré aucune lésion capable d'expliquer la fétidité de l'haleine et des crachats constatée au lit du malade, ajoute :

« Outre les affections essentiellement gangréneuses du poumon dont nous venons de donner des exemples, il existe une autre espèce de gangrène circonscrite du poumon, c'est celle qui survient quelquefois dans les parois d'une excavation tuberculeuse. » En même temps, Laënnec insiste sur l'extrême rareté de cette complication de la phthisie, qui, dit-il, rentre cependant dans l'analogie de cas fort commmns. Ces cas sont les eschares superficiélles qui se produisent dans certains cancers.

De plus, dans le chapitre sur la dilatation des bronches, le même auteur rapporte un cas (obs. IV) de bronchectasie s'accompagnant d'altération gangréneuse de la muqueuse bronchique, et de la formation de deux petites cavernes.

Toutefois, quelques doutes subsistaient dans l'esprit de Laënnec, sur le moment où s'étaient produites ces lésions, et il paraît tendre à les attribuer à une altération cadavérique. Cette opinion cependant nous paraît peu acceptable, et nous exposerons plus loin, en rapportant le fait, les raisons qui nous font hésiter à l'admettre.

En 1827, Brierre de Boismont attribuait sans hésitation à une pneumonie chronique, le cas de gangrène présenté par Pichot à la Société anatomique, et ajoutait que plusieurs cas de ce genre avaient déjà été signalés. Peu après, Andral rapporta dans ses cliniques l'observation de trois malades, atteints : le premier de pneumonie chronique avec bronchectasie, les deux autres de tuberculose pulmonaire. L'un de ceux-ci présenta une grande fétidité de l'expectoration et de l'haleine, mais ces accidents disparurent ; les deux autres succombèrent à la gangrène pulmonaire.

Deux nouveaux cas de sphacèle, l'un dans la tuberculose, l'autre dans la dilatation bronchique, furent publiés en 1830, par Corbin dans son mémoire sur la gangrène superficielle du poumon.

Pendant les années suivantes, un certain nombre de cas de gangrène pulmonaire survenant dans le cours d'une tuberculose, ou d'une pneumonie chronique, furent publiés par différents auteurs, notamment Cazeaux (Soc. anat. 1833), Fournet, Rilliet et Barthez, Rogée (Th. de Laurence, 1840), et en 1839, Bayle signalait la fétidité de l'haleine et de l'expectoration dans certains cas de cancer du poumon.

Jusqu'alors, on avait admis la gangrène pulmonaire proprement dite, comme seule cause de l'odeur putride de l'haleine et de l'expectoration, ou plutôt les bronchites fétides, sans destruction du parenchyme pulmonaire, quoique connues de Laënnec, n'avaient été l'objet d'aucune étude spéciale, lorsque parut le mémoire de Briquet. Cet auteur admit que les extrémités des bronches dilatées pouvaient être frappées de gangrène sans que le parenchyme pulmonaire fût intéressé, et expliqua ainsi certains cas d'expectoration fétide survenue chez des catarrheux, et dont la terminaison avait été favorable. Briquet n'alla pas plus loin ; bien que, chez son second sujet, il eût constaté l'envahissement progressif par la gangrène de toute l'épaisseur de l'ampoule bronchique, au point que dans certains endroits, la mortification s'étendait jusqu'au tissu pulmonaire exclusivement ; bien que son premier malade présentât une caverne cicatrisée, qu'il regarde comme de nature gangréneuse, et qu'il attribue aux attaques de sphacèle pulmonaire qui s'étaient reproduites à plusieurs reprises chez cet individu, avant que n'apparût celle qui devait le tuer ; malgré tout cela, rien dans les conclusions de Briquet n'indique qu'il admit une extension possible du processus destructeur des parois bronchiques au tissu pulmonaire environnant.

Au bout de quelques années, pendant lesquelles avaient été publiées plusieurs observations de gangrène pulmonaire secondaire (notamment celle de Hersent qui attribuait à une altération générale des liquides, le sphacèle du poumon et des joues qu'il avait vu chez un enfant tuberculeux), ainsi que le mémoire de Boudet sur la gangrène pulmonaire chez l'enfant (ouvrage contenant plusieurs cas de gangrène compliquant la tuberculose), parut le travail de Dittrich. Cet auteur, reprenant la question des gangrènes bronchiques, admit que la mortification pouvait se propager des bronches au parenchyme pulmonaire, soit de proche en proche, soit par voie d'absorption et d'embolies putrides. Cette complication survient surtout chez des gens d'un âge moyen, sans cause appréciable, et à l'autopsie, on constate de l'emphysème, de la dilatation générale des bronches, une sécrétion puriforme de leur muqueuse, l'oblitération de leurs rameaux les plus petits par des sortes de bouchons d'une consistance assez prononcée et d'une odeur repoussante. Les parois bronchiques sont tantôt saines, tantôt réduites en détritus putrilagineux, et le parenchyme pulmonaire, quelquefois simplement infiltré d'une sérosité louche et fétide, est d'autres fois hépatisé ou même gangréné.

Dittrich admit pour expliquer ce processus, une influence destructive des crachats putréfiés sur la paroi bronchique d'abord, et sur le parenchyme pulmonaire ensuite.

Pour lui les effets en sont surtout à redouter quand la paroi de la bronche ne s'est pas au préalable épaissie et sclérosée. L'auteur joignit à cette étude des recherches sur l'expectoration de ses malades.

En 1852 Cruveilhier, dans son traité d'anatomie pathologique, indiquait la gangrène dans la tuberculose, et l'attribuait à un processus inflammatoire dû à la présence de la néoplasie. Pour lui, cette union du sphacèle et de la phymie constitue une des formes les plus aiguës de la phthisie galopante. L'année suivante, Traube, sur quatorze cas de grangrène pulmonaire, n'en trouvait que deux consécutifs à la bronchectasie ; en revanche dans neuf autres cas la mortification était due à une pneumonie chronique. Des trois autres malades, deux avaient eu comme début une apoplexie pulmonaire ; chez le troisième, le mécanisme du sphacèle resta obscur.

Un peu plus tard, Wirchow signalant la pneumomycose sarcineuse déclarait qu'elle s'observait surtout chez des tuberculeux, et paraissait occasionner une forme de gangrène pulmonaire.

En 1857, notre excellent maître, M. le professeur Lasègue, publiait son mémoire sur les gangrènes curables du poumon, et nous donnait une description magistrale de cette affection qu'il regarde comme limitée aux parois bronchiques.

Depuis plusieurs observations de gangrène venant compliquer une affection chronique du poumon ont été publiées, notamment par M. Charcot dans sa thèse d'agrégation, par Trousseau dans sa clinique, par Bamberger qui, sur dix-huit cas de bronchectasie sacciforme, a vu dans trois autopsies les dilatations bronchiques ulcérées, et le sphacèle atteignant dans une certaine étendue le parenchyme pulmonaire environnant.

En 1859, Oppolzer signale comme un fait rare l'expectoration fétide de certains tuberculeux, et l'attribue au développement de la gangrène dans une caverne tuberculeuse à la suite de la compression de quelque vaisseau pulmonaire. Notons à ce propos, que le sphacèle dans la phthisie n'est signalé ni dans le traité de MM. Hérard et Cornil, ni dans le récent article de M. Hanot.

Dans leur travail sur l'expectoration putride, Leyden et Jaffé rapportent des cas, où la gangrène a succédé, soit à une dilatation bronchique, soit à une pneumonie chronique, et ils ont tenté, par leurs recherches cliniques et expérimentales, d'expliquer l'apparition de cette complication, ainsi que sa rareté dans la troisième période de la tuberculose pulmonaire.

Depuis un grand nombre d'auteurs sont revenus incidemment sur ces modes d'origine du sphacèle du poumon : Banks, Setzunberg, Alcock, M. Lancereaux dans une remarquable observation publiée en 1873 dans les *Archives de médecine*, Lebert, Leyden, Rindfleisch, et surtout Ramdohr qui, en 1878, rapporta deux cas de gangrène ayant envahi, l'un les parois d'une caverne tuberculeuse, l'autre un sarcome du poumon, consécutif à la généralisation d'une tumeur du testicule. Déjà, du reste, Stokes en 1842, et Darolles en 1877 avait signalé le sphacèle comme une terminaison possible quoique rare, des tumeurs malignes du poumon.

De nouvelles observations de gangrènes secondaires ont

encore été publiées dans ces dernières années (Leloir,
Dubar, A. Robert). Enfin M. Strauss, dans le *Dictionnaire
de médecine et de chirurgie pratiques*, consacre un chapitre
aux pseudo-gangrènes et signale la possibilité du développement
consécutif d'une gangrène véritable.

ANATOMIE PATHOLOGIQUE.

On comprend que nous n'avons pas l'intention d'étudier
ici d'une façon complète l'anatomie de la gangrène pulmonaire.
Nous nous contenterons d'exposer ce qui est particulier
à la forme qui nous occupe, c'est-à-dire l'enchaînement
des lésions qui d'une pneumonie chronique, d'une
bronchectasie, ou d'une tuberculose commune, font une
affection compliquée de sphacèle du parenchyme pulmonaire.

GANGRÈNE

DANS LA DILATATION BRONCHIQUE ET LA PNEUMONIE
CHRONIQUE.

Nous nous croyons autorisé à réunir dans le même paragraphe les mortifications dues à ces deux causes. En effet, la bronchectasie n'est le plus souvent que la conséquence d'une sclérose pulmonaire, et celle-ci de son côté existe bien rarement sans déterminer une dilatation plus ou moins prononcée des rameaux bronchiques. Sur dix-neuf autopsies de ce genre, que nous avons réunies, nous trouvons quatorze fois une bronchectasie plus ou moins prononcée. Quant aux cinq autres cas, dans l'un, les bronches avaient conservé leur calibre normal; dans les quatre autres, le diamètre de ces conduits n'est pas signalé; encore dans deux d'entre eux qui nous sont personnels, doit-on imputer cette absence de mention à un examen trop peu détaillé, notre attention ayant alors été attirée presqu'exclusivement sur l'état des vaisseaux où nous avions cru devoir trouver la cause du sphacèle. Au surplus, la pneumonie chronique, qu'elle s'accompagne ou non de dilatation bronchique, place l'organe où elle se développe dans des conditions très analogues. Il est bien difficile à une bronche atteinte de catarrhe chronique, entourée par un tissu devenu scléreux, participant elle-même à cette dégénérescence, de se débarrasser des sécrétions pathologiques, qui s'accumulent dans sa cavité, et peuvent s'y putréfier aussi bien que dans une ampoule communiquant par un orifice plus ou moins large, avec le conduit dont elle est une dépendance.

Au début, rien ne peut faire prévoir la marche de la maladie.

Les ramifications bronchiques, dilatées ou non, ont subi les lésions ordinaires de la bronchectasie et du catarrhe chronique. Leurs parois tantôt un peu amincies et lisses, tantôt épaissies, et comme veloutées à leur surface interne, ont dans ce dernier cas subi une transformation embryonnaire plus ou moins complète ; une foule de petites cellules rondes, serrées les unes contre les autres, et limitant des vaisseaux volumineux gorgés de globules sanguins, ont remplacé le tissu qui forme à l'état normal la paroi bronchique. L'épithélium est desquamé, et la surface interne du conduit aérifère se hérisse d'une foule de petites végétations villeuses, véritables bourgeons charnus s'avançant parfois en se ramifiant dans la cavité bronchique, qui contient un pus jaunâtre d'une odeur plus ou moins fétide. A ce moment la muqueuse, tantôt d'un rouge violacé, un peu livide, tantôt d'un blanc sale, un peu grisâtre, n'a plus qu'une faible consistance ; il suffit de la râcler légèrement avec la lame du scalpel, ou de faire couler un filet d'eau à sa surface pour entraîner une pulpe molle et fétide qui laisse à découvert, non plus les fibres élastiques ou musculaires des bronches, mais un tissu rouge, friable, saignant facilement, présentant en un mot tous les caractères du tissu embryonnaire.

Quelquefois cependant, les couches sous-jacentes à la muqueuse bronchique n'ont pas été complètement détruites, et on a sous les yeux un tissu élastique ou musculaire lisse infiltré de petites cellules rondes fortement colorées par le carmin.

Que l'altération ait encore progressé, et les parois bronchiques auront complètement disparu ; une couche de détritus d'un gris jaunâtre les remplace, et tapisse immédiatement le tissu pulmonaire ; celui-ci sans être encore atteint par l'altération grangréneuse, n'est cependant pas resté indifférent au processus morbide qui se passe dans son épaisseur. D'abord simplement rouge et infiltré de sérosité, il a pris ensuite une résistance et une dureté bien différentes de celles qu'il présente à l'état normal. Du reste ces modifications ne sont pas toujours, ne sont même pas dans le plus grand nombre des cas qui nous occupent, consécutives à la grangréne du rameau bronchique. Longtemps avant que le processus destructif n'eût atteint la muqueuse, le tissu ambiant était déjà induré par la broncho-pneumonie chronique qui dans la plupart des cas constitue la cause anatomique de la bronchectasie.

Quoi qu'il en soit, ce tissu dur, épais, résistant, oppose une puissante barrière à l'inflammation gangréneuse, et peut la limiter pendant un certain temps aux parties primitivement atteintes. Mais dans un grand nombre de cas, cette limite est franchie. Comment se produit cette extension de la lésion aux tissus environnants ? Dans le cas de Dubar, à côté de dilatations bronchiques à parois plus ou moins altérées, on trouvait de nombreuses cavernes n'ayant pour paroi que le tissu conjonctif du poumon, tissu épaissi et induré. Les deux ordres de cavité occupaient le centre de noyaux de broncho-pneumonie très nettement caracté-risés. La mortification s'était-elle développée dans les lobules enflammés, et aurait-elle plus tard envahi toute l'étendue des noyaux, si le malade avait vécu plus long-temps ? Cela nous paraît probable quand nous songeons à l'évolution du sphacèle primitif : « La partie gangrénée et ramollie, disent MM. Cornil et Ranvier, se trouve toujours au centre d'un noyau de pneumonie lobulaire ou catar-rhale, et il n'est pas douteux que ces noyaux de pneumo-nie ne précèdent habituellement la mortification qui s'ef-fectue à leur centre. »

Dans leurs expériences, Leyden et Jaffé, en inoculant à des lapins les produits d'expectoration de malades affectés de gangrène pulmonaire, produisirent des noyaux de bron-cho-pneumonie, au centre de l'un desquels on trouva une petite caverne gangréneuse. Du reste, ces noyaux inflam-matoires peuvent aussi se rencontrer dans des points éloi-gnés des foyers gangréneux. Tel était le cas chez le malade dont Laënnec rapporte l'histoire. A partir de ce moment, rien ne distingue plus un foyer gangréneux consécutif à la mortification des bronches dilatées ou non, d'un foyer de sphacèle primitif, rien, disons-nous, si ce n'est dans un grand nombre de cas, l'épaisseur de la couche du tissu pulmonaire sclérosé qui entoure l'eschare. Dans la gan-grène primitive, en effet, la production de cette couche est secondaire ; elle doit naissance à la réaction inflammatoire des tissus qui environnent le foyer morbide, et ne s'étend par conséquent qu'à une certaine distance de son pourtour. Au contraire, dans la pneumonie chronique qui accomgne ou plutôt cause d'ordinaire la bronchectasie, la zone de sclérose est primitive ; elle n'a d'autre limite que celle de la phlegmasie qui lui a donné naissance, et autour d'une petite eschare, on peut rencontrer une zone très épaisse de pneumonie interstitielle.

Ainsi sur les 19 autopsies que nous avons analysées, il y en a trois où la sclérose n'est pas indiquée ; peu étendue dans cinq autres, elle l'était beaucoup dans les onze cas restants.

Toutefois, même quand la gangrène pulmonaire a été l'effet d'une sclérose de l'organe, on peut rencontrer des cavernes ne présentant pas le caractère que nous venons de signaler. C'est qu'en effet les produits délétères émanés des eschares, ou des bronches dilatées, peuvent en pénétrant dans les conduits aérifères d'une partie du poumon, saine jusqu'alors, ou dans ceux du poumon opposé, y déterminer un processus analogue à celui qui s'est développé sur place dans des parties précédemment altérées dans leur structure et leur vitalité. Il se passe là quelque chose d'analogue à ce qui a lieu pour les vaisseaux. Dans une artère, ou une veine pour un motif quelconque, le sang se coagule, la circulation est plus ou moins gênée en ce point ; puis des fragments du caillot se détachent, et vont intercepter le cours du sang sur des points plus ou moins éloignés du siège de la lésion primitive. Parfois même, ces embolies entraînent avec elles des produits septiques qui vont donner lieu au développement d'inflammations de mauvaise nature. Les foyers gangréneux dus à ce mécanisme peuvent, on le conçoit, ne pas présenter à leur pourtour l'épaisse zone de sclérose, que nous avons

signalée autour de ceux qui se sont développés directement
dans un bloc de pneumonie chronique. A cela près, ils
n'en diffèrent en rien. C'est la même paroi aréolaire, dé-
chiquetée, d'une teinte gris brunâtre, d'une consistance
molle et comme putrilagineuse, semblant quelquefois constituée par une membrane fibreuse qui n'est autre que le
tissu conjonctif épaissi du poumon ; c'est la même odeur
fétide, le même contenu noir et bourbeux, la même variété dans les dimensions.

Ces foyers secondaires siègent surtout dans les lobes
inférieurs du poumon, où pénètrent plus facilement en
vertu des lois de la pesanteur, les produits septiques, ces
véritables embolies bronchiques. Au surplus les eschares
dues à la propagation de proche en proche du sphacèle
d'une bronche affectent la même prédilection pour les parties inférieures du poumon, et pour le côté droit. Ainsi sur
les dix-huit cas que nous avons réunis (dans le dix-neu-
vième, la gangrène n'avait pas encore atteint le parenchyme) trois fois, des cavernes ou noyaux gangréneux
existent dans les deux poumons ; dans les quinze cas, où
ces lésions n'occupent qu'un des côtés, cinq fois c'est le
poumon gauche qui est atteint, tandis que le droit l'est dix
fois. Dans ce dernier sur treize cas les foyers morbides se
répartissent ainsi entre les différents lobes du poumon.
Trois fois, la hauteur à laquelle siège l'eschare, n'est pas
indiquée ; une fois on trouve des foyers gangréneux dans
le lobe inférieur et le lobe moyen, et ce cas est un de ceux
où la mortification occupait les deux poumons. Dans deux
autres cas, où la lésion était encore bilatérale, elle n'occupait à droite que le lobe moyen. Enfin, chez un autre ma-

lade, le lobe moyen du poumon droit était seul atteint par la gangrène. Quant au lobe inférieur, indépendamment du cas où il était atteint concurremment avec le précédent, nous en trouvons six, où il a été seul frappé par le sphacèle. Nous n'avons pas trouvé d'exemple d'altération gangréneuse du lobe supérieur, pour le poumon droit.

Pour le poumon gauche, deux fois le sphacèle occupait le lobe supérieur ; six fois, il siégeait sur le lobe inférieur, et dans trois de ces derniers cas, la lésion était bilatérale.

Les parties postérieures paraissent aussi bien plus exposées à se mortifier que le reste du poumon. En effet, dans les cinq cas où la gangrène n'était pas étendue à une partie notable de l'épaisseur de l'organe dans le sens antéropostérieur, elle siégeait dans ces régions postérieures. Nous n'avons pas trouvé d'exemple de gangrène secondaire limitée aux parties antérieures du viscère.

Les foyers gangréneux ainsi constitués n'ont pas toujours eu une marche assez rapide pour arriver, avant la mort, à produire des cavernes. Dans un certain nombre de cas, on trouve l'eschare encore plus ou moins adhérente au parenchyme ambiant, sous l'aspect d'un bourbillon filamenteux, verdâtre ou noirâtre, d'un volume variable. Toutefois ce fait est plus rare ; d'ordinaire le bourbillon éliminé plus ou moins complètement a laissé à sa place une caverne.

Les eschares peuvent être isolées ou multiples ; bien que le premier fait soit plus fréquent, le second est loin d'être rare, soit qu'on trouve une caverne dans chacun des deux poumons : soit qu'un seul de ces organes, ou tous les deux, présentent des ulcérations gangréneuses multiples.

Ainsi, un de nos malades. Ar. Leb. présentait à l'autopsie, une caverne à gauche et trois à droite.

A côté des excavations gangréneuses, on rencontre des points moins altérés ; des bourbillons non encore éliminés, des ampoules bronchiques, à parois presque complètement détruites, ou dont la muqueuse seule est tombée en putrilage. A ces foyers aboutissent des bronches ordinairement dilatées, dont la muqueuse rouge ou violette, offre les lésions de la bronchite chronique. Elle est tuméfiée, friable, ulcérée dans quelques cas ; la muqueuse du larynx et de la trachée peuvent présenter les mêmes altérations qui résultent soit du catarrhe qui a fini par entraîner la désorganisation du poumon, soit de l'irritation qu'occasionne le passage incessant des matières putrides rejetées par l'expectoration.

Les canaux bronchiques qui aboutissent aux cavernes gangréneuses peuvent du reste se comporter de deux manières différentes ; tantôt ils sont détruits par le processus morbide ; tantôt ils lui résistent et constituent, avec des vaisseaux oblitérés par l'inflammation, des brides qui rattachent l'eschare aux tissus encore vivants, et, quand elle est éliminée, cloisonnent la caverne à laquelle elle fait place. Toutefois l'existence de ces brides nous paraît devoir être plus rare que dans la grangrène pulmonaire ordinaire.

Ces canaux et ces cavités sont remplis d'une bouillie noire ou grisâtre d'une odeur infecte. Ce liquide renferme des globules de sang, de pus, une grande quantité de granulations graisseuses, des cellules épithéliales pavimenteuses, plus ou moins dégénérées, et infiltrées de graisse, les unes isolées, les autres réunies et groupées en culs-de-sac, des débris de parenchyme pulmonaire, de nombreuses bactéries, et, enfin d'autres éléments parasitaires, que nous retrouverons plus tard en étudiant les crachats des malades, crachats qui présentent absolument la même composition que ce liquide. Dans le cas qu'ils ont observé, MM. Lancereaux et Troisier introduisirent sous la peau d'un lapin une goutte de la partie la plus liquide de ce magma. Le résultat fut négatif, peut-être, dit M. Lancereaux, parce que le produit gangréneux insuffisamment délayé ne fut pas absorbé. Au contraire, l'inoculation à un autre lapin d'une goutte de sang provenant du cœur droit du sujet (ce sang contenait, comme le magma pulmonaire, des granulations, les une mobiles, les autres immobiles) amena la mort en 24 heures, et le sang de ces lapins inoculé à d'autres animaux produisit le même résultat.

Ces lésions ne sont pas les seules que présente le poumon ; indépendamment d'une diminution notable du volume des parties affectées, diminution que nous trouvons signalée dans trois cas, et qui s'explique du reste par l'étendue de la sclérose, et de la perte de substance, il présente dans un assez grand nombre de cas, des lésions d'inflammation aiguë.

Une fois, nous avons trouvé dans le lobe supérieur une atélectasie très marquée, tandis que le lobe inférieur sclérosé contenait une caverne volumineuse. Dans un autre cas (Woillez), il existait une congestion assez étendue ; huit fois, nous trouvons mentionnée de la broncho-pneumonie aux environs du foyer, et trois fois cette broncho-pneumonie était allée jusqu'à la suppuration. De plus sept fois cette phlegmasie existait à une distance assez grande de l'eschare.

Nous trouvons également deux cas, où la gangrène s'accompagnait d'œdème du poumon, et deux autres, où il s'y joignait un emphysème vésiculaire assez marqué.

Dans un cas, le sommet du poumon renfermait quelques tubercules, mais ils étaient trop peu nombreux, et trop peu avancés dans leur évolution, pour qu'on pût attacher quelque importance à leur présence.

Lorsqu'un seul des poumons est atteint par le sphacèle, le plus souvent celui de l'autre côté présente quelques-unes des altérations qui ont engendré la gangrène dans le premier (pneumonie chronique, bronchectasie, etc....) : toutefois le fait n'est pas constant, et sur les cas que nous avons réunis, nous trouvons sept fois un des poumons intact, ou atteint seulement d'altérations sans importance.

L'examen des vaisseaux pulmonaires et bronchiques, dans les cas où ses résultats sont indiqués, n'a montré aucune lésion capable d'expliquer la gangrène. Dans un de nos cas, l'aorte était bien un peu athéromateuse ; dans un autre, il existait bien dans le ventricule droit un caillot faisant saillie dans l'artère pulmonaire, mais d'une part ce caillot s'était probablement formé au moment de l'agonie ; d'autre part la dissection des vaisseaux pulmonaires et bronchiques, poussée aussi loin qu'il nous a été possible, ne nous a montré aucune oblitération ; nous n'avions pas en outre observé pendant la vie de symptôme qui pût nous faire admettre une embolie.

Nous n'avons pas trouvé un seul cas où la plèvre recouvrant un poumon atteint de sphacèle par suite de bronchectasie ou de pneumonie chronique, fût indiquée comme saine.

Trois fois son état n'est pas signalé. Elle était intacte d'un côté dans le second fait de Briquet, mais chez cette malade, la gangrène qui avait complètement détruit les parois bronchiques sur certains points ne s'était pas encore propagée au parenchyme pulmonaire.

Nous n'avons pas non plus rencontré de cas où elle ait été perforée par le sphacèle, bien qu'un certain nombre de cavernes fussent assez superficielles pour se rompre au moment de l'extraction du poumon. Douze fois, la plèvre ne présentait d'autre lésion qu'un dépôt de fausses membranes à sa surface, et des adhérences souvent très fortes entre ses deux feuillets.

D'autres fois, il s'est produit un épanchement. Sur les cinq faits de ce genre que nous avons réunis, nous trouvons trois cas d'épanchements séreux, dont un était peu abondant. Dans un de ces cas, qui nous est personnel, le liquide obtenu par deux paracentèses successives était absolument séreux. Une troisième ponction nous donna un verre d'un pus verdâtre, horriblement fétide, très épais et rempli de grumeaux noirâtres évidemment constitués par des débris du parenchyme pulmonaire. Nous crûmes à une transformation purulente de l'épanchement, mais, deux ou trois jours plus tard, l'autopsie nous montra qu'il n'existait que de la sérosité dans la plèvre, et nous reconnûmes que le trocart avait pénétré dans une caverne au niveau d'un point du poumon adhérent à la paroi thoracique.

Dans les deux autres cas, l'épanchement était purulent.

L'un de ces faits appartient à Briquet ; c'est celui auquel

nous faisions allusion plus haut en disant que la plèvre
était saine d'un côté. Les conditions spéciales, dans lesquelles se trouvait la malade, qui venait de faire une fausse
couche et dont l'utérus renfermait un placenta encore adhérent, suffiraient à expliquer cet épanchement d'environ
deux verres de pus. Dans ce cas, l'odeur du liquide pleural n'est point indiquée, mais elle était horriblement fétide
dans le second cas observé par nous, et dans lequel la
plèvre gauche contenait une certaine quantité de pus épanché dans sa cavité. Les deux feuillets de la plèvre droite
adhéraient intimement entre eux, sauf sur quelques points
au niveau duquel ils étaient séparés par une forte couche
de pus d'une odeur infecte (cas de Ar. Leb.).

Les ganglions bronchiques sont, dans ces cas, tuméfiés,
ramollis, et exhalent souvent une odeur fétide.

L'endocarde est souvent un peu rouge, injecté, et dans
trois cas nous avons vu signalé un léger épanchement dans
le péricarde. Quatre fois, le muscle cardiaque présentait
une teinte sombre qui pouvait faire penser à une altération
de son tissu.

Le foie a été trouvé trois fois altéré par la congestion
ou la dégénérescence graisseuse ; les reins ont paru aussi
congestionnés dans deux cas, et dans celui de M. Lancereaux, le volume de la rate avait augmenté.

Il est vrai que ce malade avait été atteint de fièvres pa-
ludéennes. Enfin, dans cinq cas nous trouvons signalées
de la rougeur et de la tuméfaction de la muqueuse gastro-
intestinale.

GANGRÈNE

DANS LA TUBERCULOSE PULMONAIRE

Le sphacèle peut envahir un poumon tuberculeux suivant deux processus bien distincts ; dans l'un, très analogue à celui que nous avons exposé à propos de la dilatation bronchique, les liquides contenus dans une caverne tuberculeuse s'altèrent au contact de l'air, et réagissent à leur tour sur les parois de l'excavation, ainsi que le font les liquides contenus dans les ampoules de la bronchectasie ; dans l'autre, offrant à peu près le même degré de fréquence, si nous en jugeons par les observations que nous avons réunies, et qui, sur quatorze faits, présentent sept fois ce processus (nous ne parlons ici que des cas suivis d'autopsie), dans l'autre, disons-nous, un poumon infiltré de granulations miliaires ou contenant des masses tuberculeuses d'un certain volume, se mortifie sur un ou plusieurs de ses points, soit que le néoplasme ait comprimé un des vaisseaux nourriciers, soit que la tuberculose, altérant profondément la constitution, ait amené une tendance à la gangrène qui agira plus volontiers sur cet organe devenu par suite des localisations morbides dont il était déjà le siège un *locus minoris resistentiæ*. Dans certains cas, d'ailleurs, que notre intention n'est pas d'étudier ici, sphacèle et tubercules sont le résultat d'une même maladie, le diabète, et presque dans tous les faits de gangrène pulmonaire diabétique qui ont été publiés, la mortification accompagnait des tubercules et évoluait à leur voisinage.

C'est la première forme qu'avait bien vue Laënnec : « Lorsqu'une affection semblable, dit-il, se développe dans une excavation tuberculeuse, ses parois dans l'épaisseur d'une à deux lignes sont converties en une eschare gangréneuse, molle, humide, d'une couleur sale, tirant sur le gris, le brun, le vert ou le noir. On ne distingue plus dans cette eschare l'engorgement gris qui entoure ordinairement les excavations tuberculeuses, mais on y reconnaît encore les tubercules qui y sont compris, quoiqu'ils soient souillés de la couleur de l'eschare. Celle-ci après s'être ramollie, est expectorée peu à peu ; mais de même que dans les ulcères qui succèdent à la gangrène essentielle du poumon, les parois de l'excavation continuent encore après la destruction totale de l'eschare à sécréter un pus grisâtre, sanieux, et d'une fétidité gangréneuse bien marquée. » De cette description si claire dans sa brièveté, ressort clairement ce fait, que, dans les cas observés par Laënnec, la gangrène avait peu d'étendue, et n'était qu'un épiphénomène accessoire. Mais dans d'autres cas, le sphacèle acquiert une importance prépondérante. Dans le fait de Ramdohr, la caverne avait acquis le volume d'une tête d'enfant : le tissu pulmonaire plus ou moins altéré qui la séparait de la plèvre, n'avait plus sur certains points que quelques millimètres d'épaisseur. L'excavation dont les parois présentaient des végétations noirâtres irrégulières, contenait des masses putrilagineuses, fétides, d'une coloration gris bleuâtre. Le reste du poumon était semé de tubercu-

les. Il y a plusieurs années, un auteur allemand rapportait un cas où la gangrène, prenant naissance dans les parois d'une excavation tuberculeuse, avait détruit presque
tout le poumon atteint, et dans un fait de Banks, on trouva
à l'autopsie d'un tuberculeux les deux poumons totalement
sphacélés. Entre cette altération extrême, et celle que dé-
crit Laënnec, on peut du reste rencontrer tous les inter-
médiaires.

Le second mode de gangrène paraît s'être présenté à
l'observation de Cruveilher, d'une manière relativement
fréquente. Il en distingue deux formes : la forme sèche et
la forme humide. La première se produirait quand les parties atteintes seraient trop infiltrées de tubercules pour se
putréfier. Du reste, pour cet auteur, les cavernes tuberculeuses se formeraient et s'accroîtraient par gangrène, tantôt
moléculaire, tantôt massive. « L'invasion de la gangrène,
dit-il, se fait tantôt en masse, tantôt par plusieurs petits
foyers disséminés au milieu d'un tissu tuberculeux. Elle
constitue une des formes les plus aiguës de la phthisie dite
galopante. Cette gangrène me paraît être la conséquence
d'une inflammation qui s'empare des parties du poumon
déjà affectées de tubercules. Sur certains poumons, on
peut suivre tous les degrés de cette inflammation, depuis
le moment où elle envahit le centre d'une masse tuberculeuse qu'elle morcelle, qu'elle convertit en lambeaux encore adhérents ou libres, jusqu'aux cavernes pulmonaires
parfaitement constituées, communiquant avec les bronches,
tapissées par une membrane d'apparence muqueuse, tissu
cicatriciel, impossible à séparer par la dissection. Dans un
cas de phthisie galopante, j'ai trouvé que l'un des poumons

tuberculeux avait été frappé de pneumonie dans toute la hauteur de son bord postérieur, et creusé de foyers gangréneux disséminés dont un certain nombre communiquant entre eux. Les parties gangrénées adhéraient encore aux parois des foyers. ·

Dans cette forme, les parties gangrénées et les parties atteintes de tuberculisation peuvent siéger dans une même région de l'organe. Dans ce cas, lorsque la gangrène a eu le temps de produire une excavation, il est difficile de juger, d'après l'examen anatomo-pathologique, si le sphacèle n'a pas pris naissance dans les parois d'une caverne tuberculeuse. Mais quand la cavité renferme encore les débris du tissu à la mortification de laquelle elle doit naissance, cette interprétation ne saurait être admise.

Le doute est encore moins permis, quand (ce qui se présente assez fréquemment) le sphacèle siège dans un point éloigné des tubercules, que ceux-ci soient simplement parvenus à la première ou à la deuxième période, ou que dans leur évolution, ils aient amené la production de cavernes. Du reste, cette terminaison de la tuberculose est rare, bien que la gangrène pulmonaire amène fréquemment le développement de quelques tubercules dans le poumon (8 fois sur 32 cas observés par Huntington).

Les cavernes gangréneuses, et les autres lésions que produit le sphacèle dans les poumons tuberculeux, ne diffèrent pas d'une manière essentielle des modifications que le même processus entraîne dans la pneumonie chronique, mais il est intéressant de voir quelles sont les parties que la mortification atteint de préférence. Il semble, au premier abord, qu'un sphacèle dû à la tuberculose devrait surtout affecter le sommet du poumon. Il n'en est rien. Trois fois seulement, sur les quatorze autopsies que nous avons analysées, l'eschare occupait cette région. Encore dans un de ces cas, le lobe inférieur du même poumon était-il, lui aussi, atteint de gangrène. Dans un autre cas, toute l'étendue du poumon gauche était mortifiée, il ne restait de l'organe qu'une sorte d'écorce infiltrée de tubercules, et à l'état d'hépatisation grise (cas d'Andral). Dans les autres cas, la gangrène avait atteint le lobe inférieur. Les parties postérieures semblent être, comme pour la pneumonie chronique, plus exposées à être atteintes par l'affection qui nous occupe ; elle paraît n'avoir aucune préférence pour l'un des deux poumons, mais, chose assez remarquable, nous n'avons pas rencontré un seul cas où elle s'étendît aux deux organes, tandis que dans la pneumonie chronique et surtout la dilatation bronchique nous avons trouvé plusieurs cas de sphacèle bilatéral.

Le plus souvent, l'eschare a eu le temps de s'éliminer, et à l'autopsie, c'est une caverne qu'on rencontre : toutefois le fait n'est pas constant, et les choses se sont passées autrement dans trois cas.

Dans l'un d'eux la partie où siégeait la caverne, était la région du poumon la plus infiltrée de tubercules. Au contraire dans les deux autres cette région était relativement indemne de tubercules, circonstance que nous retrouvons dans trois autres cas.

Les dimensions des foyers gangréneux varient beaucoup ; il en existe offrant à peine quelques millimètres d'étendue, tandis que d'autres, comme dans le cas cité plus haut, occupent la plus grande partie de l'organe ; leur nombre varie aussi ; tantôt (c'est le cas le plus fréquent) on n'en rencontre qu'un ; tantôt, on en trouve deux, trois et plus dans le même poumon.

Les lésions que l'on rencontre dans les parties avoisinant les eschares, appartiennent à l'inflammation qui se développe autour d'elles ou à la tuberculose qui les a causées ; il n'est pas très rare de rencontrer des cavernes tuberculeuses, dans un poumon qui présente des excavations bien nettement gangréneuses. Toutefois dans le plus grand nombre des cas, ou bien la phthisie n'avait pas atteint sa troisième période, ou bien les cavernes avaient leurs parois envahies par la mortification.

Le poumon est fréquemment le siège d'une congestion plus ou moins intense, pouvant même produire des ecchymoses à sa surface, comme dans un cas rapporté par Boudet ; d'autres fois, le processus va plus loin, et c'est de la broncho-pneumonie, suppurée quelquefois, qui entoure le foyer ; ou si la marche a été plus chronique, on a affaire à une sclérose plus ou moins étendue du poumon.

L'œdème du tissu pulmonaire se rencontre aussi dans quelques observations. Parfois, dans des cavités contenant un gaz fétide, on trouve un détritus pulpeux, formé de leucocytes, de granulations graisseuses, de débris pulmonaires et de très petites sarcines. Les bronches, la trachée, le larynx, sont rarement intacts dans l'affection qui nous occupe ; fréquemment ils présentent des inflammations et même des ulcérations de la muqueuse, mais le plus souvent ces altérations peuvent être mises sur le compte de la tuberculose. Dans un cas de Fournet, la trachée offrait dans toute son étendue une teinte verte remarquable.

La dilatation des bronches n'est signalée dans aucune des observations que nous avons parcourues, ce doit être là un oubli, car on sait que cette lésion n'est pas rare (à un certain degré au moins) chez les tuberculeux au niveau des petites bronches.

Nous ne trouvons de lésions signalées dans les vaisseaux que pour trois cas. Dans l'un, il existait simplement un peu d'athérome de l'artère pulmonaire ; dans deux autres cas, appartenant l'un à Rogée, l'autre à Lees, les progrès de la gangrène avaient atteint une branche volumineuse de l'artère pulmonaire, et avaient déterminé sur ce vaisseau une ulcération assez large. On comprend qu'un hémoptysie foudroyante avait été la conséquence de cette lésion, et qu'à l'autopsie, on trouva la caverne et les bronches remplies de sang.

Les lésions de la plèvre sont très fréquentes : dans la plupart des cas, cette séreuse était tapissée de fausses membranes, et ses deux feuillets adhéraient entre eux dans une étendue plus ou moins grande ; une fois elle contenait de la sérosité fétide et de l'air qui s'y étaient épanchés grâce à une perforation du poumon, qu'on trouva obstruée par des fausses membranes à l'autopsie. L'épanchement était purement séreux dans deux cas ; dans deux autres, il était séro-sanguin, et contenait même dans un de ces cas, des caillots de sang flottant dans la sérosité. Enfin, nous avons trouvé un fait d'épanchement séro-purulent, et un autre de pleurésie purulente ; nous pouvons conclure de ces observations, que l'épanchement, sans être fatal dans la gangrène du poumon consécutive à la tuberculose, y est assez fréquent, et peut être aussi souvent séreux que purulent. Signalons encore la coloration verdâtre ou noirâtre offerte deux fois par la plèvre au niveau de foyers gangréneux superficiels, et les sugillations dont elle était parsemée dans deux cas, ainsi que l'existence possible de tubercules à sa surface.

Les ganglions bronchiques sont fréquemment altérés; parfois simplement tuberculeux, ils peuvent aussi être noirâtres, ramollis, et exhaler une odeur fétide.

La rate, le foie, les reins sont souvent volumineux, et la régression graisseuse du second organe est expressément mentionnée par Boudet. Le même observateur a vu l'œsophage communiquer avec les cavernes pulmonaires par quatre perforations gangréneuses; le tube digestif a été trouvé rouge et injecté dans quelques cas.

GANGRÈNE

Bien que Bayle ait signalé implicitement la coexistence de la phthisie cancéreuse, et de la phthisie ulcéreuse ; que dans son traité des maladies cancéreuses, il parle de la fétidité de l'haleine dans certains cas de cancer pulmonaire, fétidité sur laquelle revient Darolles dans sa thèse, nous ne connaissons que deux cas où un néoplasme du poumon se soit compliqué de gangrène. De ces deux cas, l'un a été publié par Stokes ; dans ce fait, il existait une tumeur cancéreuse du médiastin, enveloppant la branche gauche de l'artère pulmonaire, et la comprimant au point que sa lumière devenue elliptique ne pouvait admettre une grosse sonde. Le poumon était atteint de dégénérescence cancéreuse de sa racine à sa partie antérieure, et présentait une caverne gangréneuse communiquant avec les bronches. Le tissu pulmonaire entourant ce foyer de sphacèle paraissait enflammé. Les termes de l'observation de Stokes ne nous permettent pas de dire si l'excavation occupait la partie dégénérée du poumon, bien que cela nous paraisse probable.

Le second cas, publié par Ramdohr, est beaucoup plus explicite. La tumeur était consécutive à la généralisation d'un sarcome globo-cellulaire du testicule droit, tumeur qui avait nécessité la castration. Le poumon gauche présentait des noyaux sarcomateux assez nombreux de la taille d'une cerise ; de plus, il était congestionné, et la muqueuse bronchique, rouge et tuméfiée, entourait un mucus gris écumeux. Il n'y avait pas d'altération des vaisseaux pulmonaires.

Le poumon droit très adhérent de tous côtés à la plèvre costale, présentait de nombreux et volumineux noyaux de sarcome, et de plus une sclérose à peu près généralisée ; les bronches étaient dilatées, et cette bronchectasie augmentait du sommet à la base. Dans le lobe inférieur elle était à son maximum, et les parois bronchiques étaient remplacées par un tissu sarcomateux. Enfin le lobe inférieur presque complètement détruit renfermait une énorme caverne, à parois couvertes de végétations sarcomateuses et remplie d'une sanie jaune brun, très fétide. La branche inférieure de l'artère pulmonaire était comprimée par le néoplasme et oblitérée par un caillot spongieux. Les ganglions bronchiques ne présentaient pas de sphacèle mais ils étaient ainsi que le testicule restant, le rein etc... envahis par le sarcome.

ÉTIOLOGIE ET PATHOGÉNIE

Dans aucune des observations de gangrène pulmonaire consécutive à une pneumonie chronique ou à une bronchectasie que nous avons étudiées, nous n'avons vu signalée d'oblitération vasculaire, et sur les pièces de sclérose pulmonaire et de dilatation bronchique qu'il nous a été donné d'examiner tant à l'œil nu qu'au microscope, nous n'en avons pas constaté. Il faut donc chercher ailleurs les causes du sphacèle. Leyden et Jaffé ont cherché à étudier le mécanisme de cette altération, et en introduisant dans la trachée de lapins, au moyen d'une incision préalable, les grumeaux (bouchons de Dittrich) que contient l'expectoration des malades atteints de gangrène pulmonaire, ou de bronchite fétide, ils ont obtenu les résultats suivants. Aucun accident ne survenait, lorsque les bouchons étaient rejetés au dehors par des secousses de toux. Dans le cas contraire, il se produisait des noyaux de broncho-pneumonie, et chez un des animaux en expérience, les auteurs que nous citons ont trouvé au centre d'un de ces noyaux une caverne gangréneuse bien nette. Leyden et Jaffé ont encore fait une expérience très intéressante. Abandonnant à l'air libre, des crachats-muco-purulents ordinaires et sans aucune fétidité, ils les ont vus se putréfier et acquérir une constitution tout à fait analogue à celle des crachats de bronchite fétide. Les spores, et les tubes de mycélium qui constituent les bouchons de Dittrich y ont apparu. Aussi admettent-ils que la bronchite putride est due à la décomposition dans les bronches dilatées ou non des produits de sécrétion de ces canaux. Un phénomène analogue causerait la terminaison par gangrène des infarctus pulmonaires. Toutefois, bien que les champignons développés dans les crachats qu'on laissait putréfier à l'air libre ressemblassent presque complètement aux *leptotrix* trouvés dans les poumons gangrénés, ceux-ci prenaient par l'action de l'iode une teinte bleue qu'on n'observait pas sur les premiers. Mais cette réaction paraîtrait dépendre plu-

tôt du siège qu'occupent ces champignons que de leur nature. Des champignons recueillis dans la bouche et les
crachats, puis cultivés dans un autre milieu, ne prenaient
plus cette teinte.

Pour que le processus putride se produise dans les
bronches certaines conditions sont nécessaires ; il faut qu'il
y ait stagnation au contact d'une faible quantité d'oxygène
et d'une quantité considérable d'acide carbonique, d'une
sécrétion plus ou moins abondante, mais très liquide.
Trop épaisse, elle aurait en effet peu de tendance à la fer-
mentation.

Une fois que les sécrétions bronchiques sont atteintes de
putréfaction, la bronchite fétide est constituée. Elle reste
simple plus ou moins longtemps ; la muqueuse enflammée
garde à peu près sa consistance ; mais, au bout d'un temps
plus ou moins long, si l'état du malade ne s'amende pas,
elle subit l'influence délétère des produit septiques, d'autant plus facilement que sa constitution anatomique s'est
déjà altérée.

Elle se ramollit, se réduit en un putrilage qu'enlève
l'action d'un simple filet d'eau coulant à sa surface, puis
les couches profondes subissent une métamorphose semblable et l'ampoule bronchique se détruit enfin dans toute
son épaisseur. La seconde observation du mémoire de
Briquet nous montre cette lésion des parois bronchiques à
ses différentes périodes.

Le tissu élastique lui-même, habituellement si résistant,
est à ce point détruit par le processus pathologique, que,
à l'opposé de ce qui se passe dans la fonte tuberculeuse du
poumon, on en retrouve à peine quelques traces dans les

crachats. W. Filehne, surpris de ce fait, a supposé que
les produits gangréneux pouvaient contenir un ferment
spécial qui dissoudrait les fibres élastiques ; pour vérifier
cette hypothèse, il a traité par la glycérine des crachats
provenant d'un malade atteint de sphacèle pulmonaire.
Dans le liquide filtré, il a plongé des fragments de tissu
élastique, provenant du ligament jaune du veau ; au bout
de deux jours ce tissu était dissous, tandis que plongé dans
d'autres liquides putrides, et notamment dans le pus provenant des cavernes tuberculeuses, il n'était pas encore
détruit au bout de six mois. Le même liquide dissolvait
aussi l'albumine d'œuf, mais non les substances collogènes,
Le tissu conjonctif doit donc résister à son action. Il serait
intéressant de refaire l'expérience de Filehne, en employant
au lieu de crachats gangréneux, des crachats de bronchite
aiguë ou chronique qu'on laisserait putréfier à l'air libre ;
les résultats obtenus, à d'autres points de vue, par Leyden
et Jaffé, nous portent à croire qu'ils se comporteraient comme
les premiers.

Malheureusement cette expérience nécessiterait un temps
assez long et nous y avons pensé trop tard pour pouvoir en
rapporter les résultats ici. Nous nous proposons du reste
de la mettre à exécution plus tard.

Cependant le parenchyme pulmonaire a réagi ; une inflammation plus ou moins intense s'est emparée de lui et a
donné lieu soit comme dans l'observation de Dubar à des
noyaux de broncho-pneumonie, soit à une sclérose du
poumon si celle-ci n'existait pas déjà. Cette dernière lésion
peut opposer aux progrès de la gangrène une barrière
plus ou moins difficile à franchir, mais qui, si la vie se pro-

longe, finit probablement tôt ou tard par devenir insuffi-
sante. Au contraire dans le premier cas, les lobules pulmonaires enflammés ont une grande tendance à subir la
fonte gangréneuse, et l'affection précipite alors sa marche.
Que de ces foyers de sphacèle s'échappent des produits
septiques qui pénètrent dans les bronches d'une région
pulmonaire saine jusqu'alors ou dans celles du poumon
opposé, si ces produits ne sont pas rapidement expectorés,
ils vont déterminer dans le point où ils se sont arrêtés
une altération analogue à celle qui leur a donné naissance, d'où formation d'un noyau gangréneux secondaire.

Un phénomène semblable peut se manifester lorsqu'il
n'existe encore que de la bronchite putride ; la mortification
du parenchyme résulte dans ces cas de la pénétration dans
les alvéoles des produits de la sécrétion bronchique : on
trouve alors de petits foyers de sphacèle occupant soit la
terminaison des ramifications bronchiques, soit les parties
latérales d'une bronche de plus ou moins gros calibre.

Certains faits, bien que ne se rattachant pas directement au sujet qui nous occupe, présentent avec ceux que
nous venons de mentionner une frappante ressemblance.
Nous voulons parler des cas de gangrène pulmonaire survenant chez des malades atteints de carie du rocher, de
cancer de la langue ou des maxillaires, etc... et que
Wolkmann rapporte à la pénétration dans les voies respiratoires, de la sanie putride émanée de la région malade.
Dans deux cas de cette nature, il a vu le sphacèle survenir
à la suite de l'administration d'une forte dose d'opium des-
tinée à combattre une toux opiniâtre due à l'arrivée de
cette sanie à l'entrée du larynx. Cette toux était en effet la

sauvegarde du malade, dont elle débarrassait l'organe respiratoire des produits septiques qui tendaient à s'y introduire. Des lésions pulmonaires analogues auraient été observées à la suite de grandes opérations portant sur la bouche ou les fosses nasales.

Les foyers secondaires peuvent aussi naître par un autre mécanisme. Les particules septiques qui leur donnent naissance peuvent arriver dans les parties saines du poumon par l'intermédiaire non plus des bronches, mais de la circulation, constituant ainsi des embolies gangréneuses. Toutefois ce mécanisme nous paraît bien plus rare que le précédent. Il nous semble en effet bien invraisemblable que ces embolies septiques, ramenées par les veines pulmonaires au cœur gauche et lancées dans la grande circulation, s'engagent toutes dans les artères bronchiques, ou reviennent au cœur droit sans avoir, sur leur parcours, donné naissance à des foyers de mortification dans les nombreux viscères qu'elles ont traversés. Or, si quelques cas de sphacèle de différents organes, notamment du cerveau, ont été signalés comme suite de la gangrène pulmonaire, leur fréquence comparativement à celle des mortifications du parenchyme pulmonaire consécutives à la bronchite fétide n'est pas telle qu'on puisse d'une manière générale expliquer par ce mécanisme la marche de la maladie. Celle-ci peut aussi se développer suivant un autre mode. Sous l'influence de la lésion de l'organe respiratoire le ventricule droit s'est hypertrophié, il se produit de la congestion, puis une apoplexie pulmonaire. Le sang épanché se putréfie, et le foyer hémorrhagique devient le point de départ d'un foyer de sphacèle. Woillez a rapporté un cas de gangrène pulmonaire chez un emphysémateux due évidemment à cette cause, et Decrozant en a présenté un à la Société anatomique.

La présence d'une caverne tuberculeuse paraît, au premier abord, placer le poumon qu'elle occupe dans des conditions très favorables au développement de la gangrène par stagnation des produits bronchiques. Aussi Lebert s'étonne-t-il de la rareté de cette complication dans les excavations phymiques. Cette rareté, c'est par le défaut de fluidité de l'expectoration des phthisiques que l'expliquent Leyden et Jaffé. Nous ne pouvons nous prononcer sur la valeur de cette explication. A la vérité le tuberculeux chez lequel nous avons pu observer des signes sinon de sphacèle au moins de bronchite fétide, présentait une expectoration très fluide et très abondante, mais ce caractère n'est pas signalé dans les observations publiées par différents auteurs. Dans quelques cas même, et notamment dans la deuxième observation de Ramdohr, les crachats offraient des caractères tout opposés. Remarquons toutefois que dans ce dernier fait, ce ne fut que dix jours après une hémoptysie que survinrent les accidents gangréneux. Il serait possible qu'ils dussent leur origine au séjour dans la caverne d'une certaine quantité de sang et à l'altération de ce liquide éminemment putrescible. « Il est reconnu, dit en effet Rindfleisch (cherchant précisément à expliquer l'étiologie de certains sphacèles pulmonaires), que, si les circonstances le permettent, aucun corps ne se putréfie plus facilement que le sang. »

Nous éprouvons un grand embarras pour indiquer le processus qui produit la gangrène pulmonaire chez des phthisiques dont les poumons ne renferment pas de cavernes tuberculeuses, ou chez lesquels la mortification n'a pas ces cavités pour point de départ. Les observations de ce genre sont trop complexes.

Dans les cas de Boudet, par exemple, nous voyons la gangrène frapper des tuberculeux, mais l'un a la rougeole, un autre du sphacèle de différentes régions du corps. Tout au plus pouvons-nous admettre que le processus destructeur a atteint volontiers un organe, siège déjà d'une affection grave. Nulle part, nous n'avons trouvé signalée d'oblitération vasculaire, et la disparition des vaisseaux pulmonaires autour des masses tuberculeuses nous semble suffisamment compensée par le développement des vaisseaux bronchiques.

Cruveilhier rapportait dans ces cas le sphacèle à l'inflammation qui s'emparait du poumon tuberculeux : peut-être aussi faudrait-il faire intervenir la dilatation des petites bronches si commune chez les phthisiques.

Dans quelques cas on a rapporté la gangrène pulmonaire survenant chez ces malades, non plus aux lésions diathésiques du poumon, mais à celles du larynx et notamment de l'épiglotte. Les ulcérations tuberculeuses de ces organes amènent, en effet, une dysphagie plus ou moins prononcée ; les malades avalent de travers, suivant une expression populaire, et des parcelles alimentaires, qui ne sont arrêtées ni par l'épiglotte plus ou moins détruite, ni par la glotte dont les lèvres sont plus ou moins immobilisées par l'inflammation de leur muqueuse et des articulations crico-aryténoïdiennes, de particules alimentaires, disons-nous, peuvent pénétrer dans les voies respiratoires. Peut-être aussi, dans les vomissements si fréquents chez les phymiques, des matières chymifiées peuvent suivre le même trajet. Or ces produits de la digestion stomacale ont une action très fâcheuse sur le poumon, et pour ne citer qu'un exemple le docteur Emile Piogey a produit une gangrène pulmonaire chez un chien en lui introduisant dans les bronches du lait ayant séjourné une demi-heure dans l'estomac d'un autre chien.

C'est par l'introduction de parcelles alimentaires dans les bronches que notre collègue et ami Ad. Robert explique le sphacèle survenu chez un de ses malades. Cependant nous croyons devoir faire des réserves à ce sujet. Bien que le malade de Robert *avalât de travers*, son épiglotte était intacte, et à l'autopsie, on ne trouva point de matières alimentaires dans les bronches.

Wirchow, nous l'avons dit, a signalé chez des tuberculeux la présence de sarcines dans les poumons, et les a regardées comme pouvant occasionner une forme de gangrène pulmonaire, soit qu'elles agissent comme ferments, soit qu'elles produisent des thromboses pulmonaires. L'origine de ces sarcines est douteuse ; on ne sait si elles se développent dans le poumon ou si elles proviennent de l'estomac. Toutefois, il faut remarquer qu'elles sont beaucoup plus petites que celles qu'on trouve d'ordinaire dans ce dernier organe.

Les observations de sphacèle dans les tumeurs malignes du poumon, que nous avons trouvées, ne sont qu'au nombre de deux. Un chiffre aussi restreint ne nous permet pas de déductions bien solides. On sait que les cancers externes ulcérés présentent souvent une sorte de gangrène molé-

culaire qui communique à leurs sécrétions une remarquable fétidité ; on sait aussi que dans des cas plus **rares**, ils
peuvent se mortifier dans une étendue assez considérable.
C'est peut-être à la première forme de sphacèle qu'il faut
rapporter quelques-uns des cas signalés par Dayle et par
Darolles. Mais chez les malades de Stokes et de **Ramdohr**,
il existait des eschares d'un volume considérable. Le dernier présentait une dilatation bronchique très marquée, avec
dégénérescence sarcomateuse des parois des conduits aérifères.

Se produirait-il là un phénomène analogue à celui qui
se passe dans la bronchectasie ordinaire ? C'est possible,
mais non démontré ; dans les deux cas que nous citons, en
effet, la branche de l'artère pulmonaire correspondant à la
région mortifiée, était comprimée par la tumeur, et dans le
second oblitérée, en outre, par un caillot. Ces lésions suf-
fisent pour expliquer le sphacèle. C'est aussi aux **troubles**
de vascularisation que l'attribue Darolles qui, dans quelques-uns des cas auxquels nous avons fait allusion, a observé des phénomènes de compression vasculaire, notamment de l'œdème et de la dilatation des veines de la face,
du cou et du membre supérieur.

Les malades atteints de bronchorrhée, de phthisie, ou
de cancer sont du reste exposés peut-être à une autre cause
de gangrène pulmonaire. Cette cause, c'est la cachexie où
ils finissent par tomber, et qui pourrait bien avoir dans
quelques cas, les mêmes conséquences, que l'inanition
chez les aliénés qui se refusent à prendre des aliments.
Or on sait que Guislain a signalé la fréquence de **la gan-**
grène pulmonaire dans ces cas.

Avant de terminer ce chapitre, nous devons faire remarquer que la stagnation et la putréfaction des produits bronchiques peut avoir lieu aussi dans toute cavité anormale du parenchyme ; on a vu le sphacèle avoir pour point de départ la cavité d'un abcès, d'un kyste hydatique, et même parfois la caverne succédant à la guérison d'une ancienne gangrène pulmonaire. Nous avons à peine besoin de dire que ces faits sont encore bien plus exceptionnels que ceux que nous avons déjà signalés.

Nous venous d'indiquer les causes éloignées du sphacèle ; quant à celles qui déterminent l'explosion des accidents, elles sont multiples ; tantôt ce sera une exacerbation du catarrhe pulmonaire sous l'influence d'un refroidissement par exemple, tantôt une hémoptysie qui viendra remplir les cavités d'un liquide favorable au développement des bactéries. D'autres fois, le sphacèle sera déterminé par une maladie intercurrente à tendance gangréneuse comme la rougeole, la scarlatine, etc... Rindfleisch paraît attacher une grande importance étiologique à la pneumonie aiguë venant frapper un poumon déjà atteint de bronchectasie, surtout si l'exsudat inflammatoire est très riche en globules sanguins. La grossesse et l'allaitement parurent à Trousseau avoir contribué dans le cas qu'il observait à déterminer la mortification. Nous ne voulons pas parler ici des embolies gangréneuses, ayant leur source dans des eschares de parties éloignées.

SYMPTOMES ET DIAGNOSTIC

Les symptômes de la gangrène pulmonaire due à une affection chronique du poumon, se rapprochent beaucoup de ceux du sphacèle primitif de cet organe ; ils n'ont de particulier qu'une acuité moins grande que ne l'est en général celle de cette maladie, et que la manière dont ils se combinent avec ceux de l'affection qui les a amenés à sa suite.

Dans un certain nombre de cas, le sphacèle du parenchyme n'apparaît chez un malade qu'après plusieurs tentatives d'envahissement. A plusieurs reprises, sous une influence variable, le malade a été pris d'une fièvre légère ; il s'est produit un peu de fétidité de l'haleine et des crachats : en outre l'abondance de l'expectoration a augmenté. Cet état dure quelques jours ; puis tous les symptômes s'amendent ; la fièvre tombe, la fétidité diminue peu à peu et finit par disparaître ; l'expectoration perd son abondance insolite, et le malade revient à son état primitif ou garde un certain degré d'aggravation de son catarrhe. Puis au bout d'un certain temps les mêmes accidents reparaissent à plusieurs reprises, et disparaissent pour reparaître encore, augmentant chaque fois d'intensité jusqu'à ce qu'enfin la gangrène se trouve définitivement constituée.

D'autres fois, au contraire, la fétidité de l'haleine et de l'expectoration, une fois déclarée, persiste jusqu'à la fin de la maladie avec des alternatives d'augmentation et de diminution. Les caractères de cette fétidité varient d'ailleurs.

Tantôt c'est une odeur bien manifestement gangréneuse, rappelant celle des eschares des téguments ; tantôt, plus souvent même, ainsi que le fait remarquer Grisolle, une odeur extrêmement nauséeuse de matières fécales, de dents cariées, ou de macérations anatomiques. D'autres fois, c'est une odeur impossible à définir, *sui generis*, mais toujours très pénétrante. Nous n'avons pas rencontré l'odeur aliacée que M. Bucquoy attribue aussi à la gangrène pulmonaire. Lorsque cette affection est primitive, il arrive, dans un bon nombre de cas, que l'air expiré s'imprègne de l'odeur des produits liquides contenus dans une caverne séparée encore des bronches par une couche de tissu peu épaisse, la fétidité de l'haleine apparaît alors avant celle des crachats. On comprend facilement que le plus souvent il n'en est pas de même dans la forme de sphacèle que nous étudions, puisque la putréfaction des produits de la sécrétion bronchique est le point de départ de la maladie. Toutefois, le même phénomène s'est manifesté dans une de nos observations, celle de Joseph B..., qui fut frappé d'un sphacèle très léger du reste dans le cours d'une tuberculose.

Chez un autre de nos malades R... V.. atteint depuis plusieurs années de catarrhe pulmonaire, les premiers symptômes graves furent un point de côté qui n'empêchait pas le travail, puis un subit sentiment de faiblesse, n'allant pas pourtant jusqu'à la syncope, et qui dut s'accompagner de troubles du côté de l'appareil respiratoire, car un médecin fit appliquer un vésicatoire sur le côté droit du thorax.

Cette faiblesse pourrait nous faire penser à une apoplexie pulmonaire, mais le malade ne cracha pas à ce moment une seule goutte de sang. Quinze jours plus tard, apparurent la fétidité de l'haleine et de l'expectoration, ainsi que des hémoptysies qui d'abord légères devinrent ensuite très abondantes. Nous ne savons si, dans ce fait, il y eût de la fièvre au début. Nous retrouvons le même point de côté, avec fièvre cette fois, au début de leur affection chez A. L. et G. D. ainsi que dans plusieurs autres observations, où il semble constituer le premier phénomène grave. La fétidité de l'haleine se montre, soit à la même époque, soit un peu plus tard, avec des alternatives d'aggravation et de rémission que nous avons déjà indiquées. Ces alternatives portent non seulement sur l'intensité de l'odeur, mais encore sur la fréquence des instants où elle se fait sentir. Tantôt, en effet, l'haleine est continuellement fétide, tantôt l'odeur n'est perçue qu'au moment d'une forte expiration. Parfois même, elle ne présente de fétidité bien appréciable qu'au moment des quintes de toux dont nous parlerons plus bas. Elle s'accompagne d'une expectoration beaucoup plus abondante qu'elle ne l'est en général dans le sphacèle primitif, plus ou moins liquide, d'odeur infecte, dont la coloration. blanche, dans quelques cas, varie le plus souvent du gris jaunâtre, au brun chocolat et même au noir. Dans un des faits de Briquet, cette expectoration avait une telle âcreté qu'elle faisait éprouver au malade une vive sensation de brûlure sur la langue. Dans certains cas, c'est du sang pur qui est craché en quantité plus ou moins grande, très considérable quelquefois. La coloration de ce sang peut varier ; tantôt rouge vif comme le sang artériel, tantôt d'une teinte sombre comme le sang veineux ; il peut être à peu près complètement privé d'air, surtout quand il est rejeté en grande quantité à la fois, et jamais nous ne l'avons vu aussi spumeux que l'est en général le sang provenant des hémoptysies d'origine tuberculeuse. Il peut présenter une odeur gangréneuse bien marquée.

En dehors de ces hémoptysies, les crachats tantôt sont aérés et spumeux, tantôt présentent l'aspect numullaire. Une fois, nous les avons vus, tout en gardant leur abondance et leur fétidité, prendre un aspect et une consistance insolites, et présenter l'apparence d'une sorte de purée. Cette modification, qu'on observe quelquefois aussi à la période ultime de la tuberculose pulmonaire, n'a précédé que d'un jour ou deux la mort du malade. Nous la trouvons également signalée dans le cas de Leloir, où elle se manifesta sept jours avant la terminaison fatale.

Les caractères tant chimiques que microscopiques de ces crachats, ont été étudiés avec soin par un certain nombre d'auteurs : Traube, Dittrich, Leyden et Jaffé, Laycock, Kannenberg. Nous nous contenterons de résumer ici les résultats auxquels ils sont arrivés.

Ahandonnés à eux-mêmes, les crachats de la bronchite putride, et de la gangrène pulmonaire se divisent en trois couches. La supérieure est muco-purulente, la deuxième plus liquide, d'aspect séreux ; l'inférieure a l'aspect d'un amas de détritus granuleux. Cette dernière couche est la plus intéressante à étudier, elle contient des débris de poumon ; soit sous forme de fragments noirâtres de tissu conjonctif d'une étendue plus ou moins grande, et dont la présence est le seul caractère clinique qui puisse distinguer d'une façon certaine la gangrène de la bronchite fétide,

soit sous forme de fibres élastiques isolées. Ces dernières
se rencontrent du reste moins souvent et en moins grande
quantité que dans la tuberculose. Elles sont assez abondantes au début de la maladie, mais plus tard elles disparaissent. Les expériences de Filehne nous en ont appris la
raison. On trouve de plus dans cette couche, des débris
d'épithélium, et ces masses plus ou moins arrondies, d'un
blanc grisâtre, ou d'un brun sale connues sous le nom de
bouchons de Dittrich.

En écrasant, et en dissociant un de ces bouchons, sur
le porte-objet du microscope, on y reconnaît en grand
nombre des cristaux d'acides gras (notamment d'acide margarique). Ces cristaux aciculés sont réunis en gerbes ou
en faisceaux qu'englobe une goutte de graisse; on trouve
en outre des granulations de pigment provenant de la matière colorante du sang, et une grande quantité d'éléments
parasitaires que l'iode coloré en bleu ou en violet foncé.
Ceux de ces éléments qui se rencontrent le plus fréquemment sont de deux ordres. Les uns sont des spores arrondies de un millième de millimètre de diamètre ; les autres,
des bâtonnets présentant le même diamètre que les spores,
sur une longueur deux ou trois fois plus grande. On rencontre aussi de petits tubes dont la longueur égale cinq ou
six fois la largeur ; les uns isolés, les autres réunis en chaînettes de trois, quatre articles ou plus encore. A côté
d'eux on trouve d'autres chaînettes, formées par l'union de
plusieurs spores au nombre de deux à quatre, assez mul-
tipliées, dans quelques cas rares, pour donner à l'ensemble l'aspect d'un long tube moniliforme. Quand les éléments
de ces deux derniers ordres se colorent par l'iode ce qui

n'est pas la règle, on reconnaît que la teinte bleue se fixe sur les articles laissant incolores des zones relativement larges, qu'on peut regarder comme des cloisons. Tous ces éléments sont animés d'un mouvement rapide que Leyden compare à celui des essaims de moucherons. Ils ressemblent beaucoup aux algues de la bouche, auxquelles Remak a donné le nom de *leptothrix buccalis*, et appartiennent à la même famille. Aussi Leyden et Jaffé les nomment-ils *leptothrix pulmonalis*.

Outre ces végétaux, on observe, mais en bien plus petit nombre, de légers tubes repliés en spirale, à trois, quatre, rarement cinq ou six tours de spire, beaucoup plus fins que les leptothrix, et animés d'un rapide mouvement d'ondulation, par lequel ils s'allongent et se raccourcissent. Ils disparaissent en grande partie sous les spores et les tubes de leptothrix, dont ils ne paraissent être qu'une modification de sorte qu'on ne peut les apercevoir que sur les bords et dans les vides de la préparation. Ils n'offrent pas la réaction bleue par l'iode. A côté d'eux, on trouve des tubes de dix à vingt millièmes de millimètre de long sur deux de large dont la nature animale ou végétale n'est pas encore déterminée.

Les bouchons trouvés dans l'expectoration sont semblables à ceux qu'on rencontre à l'autopsie, dans les bronches et les cavernes gangréneuses ; toutefois ces derniers ne présentent que d'une façon très incomplète la réaction bleue par l'iode. La plus grande partie de leur masse se colore en jaune brun.

Indépendamment des leptothrix, et des spirilles, on trouve encore dans les crachats, des sarcines quand le sphacèle est dû à la pneumonycose sarcineuse, et des infusoires décrits par Kannenberg. Ces infusoires (Monas lens, et cercomonas) ressemblent beaucoup à des corpuscules lymphoïdes, et ne s'en distinguent que par leur mobilité ; qui très grande dans les crachats récents diminue de plus en plus pour disparaître complètement au bout de 24 heures. On les rencontre surtout dans les bouchons ; toutefois de même que les éléments précédents, ils peuvent se retrouver dans les autres parties constituantes des crachats, par suite de la déchirure de quelques-unes de ces petites masses.

L'expectoration est alcaline quand elle est récente ; distillée elle a donné à Jaffé, une substance qui lui a paru être de l'ammoniaque, ou une base organique en dérivant. Mais, au bout d'un certain temps, les crachats deviennent acides, par suite du développement d'acides gras volatils.

On sait que Laycock attribuait à l'acide butyrique, la fétidité des crachats dans la bronchite putride, et regardait la présence de cet acide comme caractéristique de cette maladie. Mais Gamgee l'a retrouvé dans un cas de gangrène pulmonaire d'abord, et plus tard dans presque toutes les affections du poumon. Il a trouvé également dans les crachats fétides des acides propionique, formique, acétique et probablement caprylique. Neukomm et Lebert attribuent principalement l'odeur de l'expectoration à l'acide valérianique.

Outre ces substances, Jaffé a trouvé dans les crachats vieillis, du butyrate de baryte, de l'acide sulfhydrique augmentant avec le temps qui s'est écoulé depuis le moment où ils ont été expectorés, de la leucine, une petite quanlité de glycérine et dans un seul cas de la tyrosine. Dans ce dernier cas, les crachats étendus d'eau prenaient par l'action de l'acétate de plomb, une magnifique coloration carmin qui disparaissait au contact de l'air pour reparaître quand ce contact était supprimé. Après plusieurs alternatives de ce genre, elle disparaissait pour ne plus reparaître. On ne sait à quoi attribuer ce phénomène.

Les bouchons débarrassés par l'éther de leurs matières grasses, ont de plus laissé comme résidu, une substance floconneuse d'un blanc brillant que l'iode colorait en bleu foncé, mais qui n'a pu être convertie en glucose par aucun moyen. La potasse ne l'attaquait pas même à l'ébullition, et l'acide sulfurique ne la détruisait que concentré et à chaud. Ce n'était donc pas une matière amylacée. Leyden et Jaffé la regardent comme une substance *sui generis*.

La toux est un des symptômes essentiels de la gangrène pulmonaire. Dans les cas qui nous occupent, elle existait longtemps avant l'envahissement du sphacèle, et ne fait alors qu'augmenter de fréquence et d'intensité. Ses caractères ont alors quelque chose de particulier. Indépendamment des quintes qui surviennent de temps à autre, et qui n'ont rien de remarquable, le malade est pris plusieurs fois dans la journée de véritables accès de toux convulsive, violente, rappelant celle de la coqueluche, sans présenter pourtant la reprise sifflante de celle-ci, ou mieux encore la toux qui survient à la suite de l'introduction d'un liquide dans le larynx. C'est alors que l'haleine acquiert son plus haut degré de fétidité. En même temps, le malade expectore une grande quantité de crachats et souvent du sang en assez grande abondance, et d'une odeur infecte.

Cet accès dure un temps plus ou moins long, cinq minutes, dix minutes, un quart d'heure, puis il se calme peu à peu ; l'haleine reste fétide quelques instants, puis, comme nous l'avons dit plus haut, cette odeur disparaît quelquefois d'une manière plus ou moins complète, jusqu'au retour de l'accès. Dans certains cas les malades se trouvent soulagés à la suite de cette expectoration abondante ; d'autres fois, au contraire, les quintes de toux laissent à leur suite une sensation de fatigue plus prononcée.

Les signes fournis par la percussion et l'auscultation n'ont rien de caractéristique. Avant le début de la mortification, on pouvait trouver des symptômes de bronchectasie, de pneumonie chronique, de tuberculose. Quand le sphacèle s'est déclaré, à ces signes viennent s'ajouter ceux de la broncho-pneumonie qui se déclare autour des foyers de gangrène, le souffle, le râle crépitant, et plus tard les symptômes physiques des excavations pulmonaires. A ces signes se joignent ceux de la pleurésie sèche, lorsque l'inflammation gagnant la plèvre y a déterminé le dépôt de fausses membranes ; si cette inflammation est allée jusqu'à la sécrétion d'une certaine quantité de sérosité ou de pus, on trouve du souffle pleurétique, de l'égophonie, de l'absence des vibrations thoraciques, et enfin une matité très considérable.

Que la gangrène vienne à déterminer une perforation du poumon, on verra se produire les signes bien connus de l'hydropneumothorax. Du reste, on observe quelquefois quelques-uns de ces signes, tels que souffle amphorique, tintement métallique alors même qu'il n'existe pas de gaz dans la plèvre. Tel était le cas chez Ar. Leb. (obs. 2).

La dyspnée, très intense, va parfois jusqu'à l'orthopnée ; évidemment il faut tenir compte de l'épanchement pleural, pour expliquer son existence. Mais parfois aussi, son intensité n'est pas en rapport avec l'abondance de celui-ci. Ainsi, ayant dû pratiquer la thoracentèse chez R. V. qui étouffait, nous n'avons pu retirer que six cents grammes de sérosité. A ce moment, nous sentions avec la canule le poumon se dilater à chaque inspiration.

Les fonctions digestives sont souvent troublées ; l'appétit est nul, la langue tantôt rouge sur les bords, et blanche au milieu, tantôt couverte d'un épais enduit blanchâtre, est généralement large et humide. Des vomissements se montrent fréquemment et coïncident d'ordinaire avec les violentes quintes de toux que nous avons signalées ; tantôt ils reconnaissent pour cause la violence même de ces quintes ; tantôt ils paraissent dus au goût abominable que laissent les crachats dans la bouche du malade. La diarrhée est très fréquente, surtout à la période ultime de la maladie ; elle est alors très abondante, liquide et d'une grande fétidité.

Le malade est d'une pâleur extrême, offrant quelquefois la teinte jaune de la cire, ou la coloration paille de la cachexie cancéreuse : tantôt il est amaigri autant que dans la phthisie à sa dernière période ; plus souvent, il a conservé un certain degré d'embonpoint et offre une bouffissure des yeux et de la face comparable à celle qu'on observe chez les albuminuriques. Joignons à ces phénomènes des sueurs abondantes, une grande faiblesse, quelquefois du délire. Le décubitus a lieu quelquefois sur le dos, mais dans un bon nombre de cas, il n'est possible que sur le côté malade. La température est toujours plus ou moins élevée, mais le degré de cette élévation est variable ; en effet, tandis que chez R. V. par exemple, elle ne dépassa jamais 38°,4 dans l'aisselle, nous la voyons chez d'autres malades atteindre 39°,6 et même 40°.

Le pouls petit, mou, dépressible, bat de 90 à 120 fois par minute. La marche de la maladie nous a paru plus lente que ne l'est généralement celle de la gangrène pulmonaire primitive ; mais il faut songer qu'il est difficile de savoir exactement à quel moment le sphacèle s'étend au parenchyme. Elle est remarquable par les alternatives de rémission et d'aggravation qu'elle présente, et sous ce rapport, comme sous celui du point de départ des lésions, on peut comparer la maladie qui nous occupe à la broncho-pneumonie dans laquelle la formation d'un nouveau foyer inflammatoire est signalée par une recrudescence des accidents généraux. Le nom de gangrène pulmonaire à forme broncho-pneumonique appliquée à cette variété de sphacèle nous semblerait donc assez bien justifié.

Nous croyons qu'à moins d'une grande inattention, on ne pourrait confondre cette maladie avec une vomique. Le diagnostic n'a donc guère à compter qu'avec une gangrène pulmonaire primitive, ou avec une bronchite fétide, simple ou d'origine tuberculeuse sans participation du parenchyme au processus gangréneux.

La marche de la maladie, la connaissance des antécédents du sujet permettront d'éviter la première erreur. Pour la deuxième, le seul signe différentiel certain est la présence dans l'expectoration de débris du parenchyme pulmonaire. La constatation d'une caverne ne serait pas toujours un signe suffisant. En effet, les phénomènes cavitaires peuvent tenir à l'existence d'une excavation tuberculeuse ou d'une ampoule bronchique. Toutefois, si l'on voyait chez un malade atteint de bronchite fétide, apparaitre soit des signes physiques de broncho-pneumonie, soit une fièvre intense, un violent point de côté, avec pâleur et faiblesse extrême, si la fétidité augmentait notablement on pourrait craindre que le sphacèle n'envahît le parenchyme pulmonaire; si dans les mêmes conditions, on assistait à la formation d'une caverne, on admettrait que cette cavité est d'origine gangréneuse. L'abondance de l'expectoration, dont on a voulu faire un signe diagnostique, entre le sphacèle et la bronchite fétide, ne nous paraît avoir aucune valeur pour les cas qui nous occupent ici. Elle était très marquée chez plusieurs malades, alors que le diagnostic de gangrène ne pouvait être douteux, et devait être plus tard confirmé par l'autopsie.

Ce fait s'explique du reste très aisément si l'on réfléchit que ces sujets avant la mortification du tissu pulmonaire, étaient déjà atteints d'un catarrhe bronchique intense.

PRONOSTIC

Nous n'avons pas besoin d'insister sur la gravité du pronostic. Bien qu'il existe quelques cas incontestables de guérison, la mort est la terminaison de la maladie plus souvent peut-être encore que pour la gangrène primitive du poumon. D'ailleurs le malade eût-il guéri, que les lésions pathogéniques persistant, il serait exposé à voir reparaître un jour cette terrible complication. Il va sans dire que pour apprécier la gravité du pronostic, il faudra tenir compte de l'affection qui a causé le sphacèle.

Certaines formes présentent plus de gravité que d'autres. Lorsque dès l'apparition de la fétidité, on voit survenir des accidents très sérieux on doit conserver peu d'espoir : une gangrène qui siège dans les lobes supérieurs devra aussi inspirer plus de crainte, en raison de la pénétration plus facile des produits putrides dans des parties d'abord épargnées. Enfin s'il survient une hémoptysie un peu abondante, le pronostic s'assombrira encore. En effet, d'une part, la perte de sang affaiblira le malade ; d'autre part nous avons déjà vu quelle influence ces hémorrhagies ont sur la marche du sphacèle.

TRAITEMENT

Le traitement ne diffère pas de celui de la gangrène primitive. Il a plusieurs indications à remplir. Soutenir les forces du malade, diminuer l'abondance des crachats, empêcher autant que possible leur stagnation et la putréfaction qui en est la conséquence, combattre enfin les phénomènes inflammatoires, voilà quel est son but.

On emploiera donc, simultanément ou tour à tour, les toniques, les anticatarrhaux, les expectorants, les révulsifs. En même temps, on aura recours à une médication antiputride aussi puissante que possible. Nous ne parlerons que pour mémoire du traitement proposé par **Filehne** qui, ayant constaté que le thymol, la térébenthine, les acides phénique et salycilique, le sulfate de quinine, pouvaient empêcher le développement du ferment dont il a signalé l'action sur les fibres élastiques, pourvu qu'on employât ces substances en solution concentrée, voulait les injecter directement dans les cavernes en ponctionnant la paroi thoracique. Mais les inhalations d'eau phéniquée pulvérisée, d'essence de térébenthine, ont donné quelques bons résultats. D'autres fois, elles ont échoué. Leyden, qui n'est guère partisan de la térébenthine, la regarde comme impuissante à détruire les champignons auxquels il attribue la fétidité. Selon lui, ces champignons, mis en contact pendant vingt-quatre heures avec cette essence ou une solution chlorée, ont conservé toute leur vitalité. En revanche, il se loue beaucoup des inhalations d'oxygène. Dans un de ses cas, la fétidité qui avait disparu sous l'influence de ce gaz, reparut dès qu'on eut remplacé ce traitement par les inhalations térébenthinées. On substitua l'oxygène à l'essence et de nouveau la fétidité disparut. Le malade finit par guérir. Le même auteur croit que le permanganate de potasse pourrait aussi rendre de grands services, sans toutefois l'affirmer positivement.

Au lieu de faire inhaler aux malades des substances antiseptiques, on peut donner à l'intérieur, de l'acide phénique, de la térébenthine, de la créosote. Cette méthode peut être plus puissante a l'inconvénient d'irriter le tube digestif. Il ne faut cependant pas la négliger.

En France, on emploie plutôt, à l'exemple de M. Bucquoy, l'essence d'eucalyptus, ou l'alcoolature de cette plante à la dose de trois à quatre grammes. Ces préparations prises à l'intérieur ont sur la fétidité une action incontestable. Un récent travail de M. Lancereaux, inséré dans le *Bulletin de thérapeutique*, autorise à penser, qu'on ne retirerait pas moins d'avantages de l'emploi de l'hyposulfite de soude à la dose de quatre à cinq grammes par jour dans une potion. Il sera toujours bon de donner ces divers médicaments en solution assez étendue, de manière à éviter une action trop vive sur la muqueuse de l'estomac. Peut-être ces différents moyens peuvent-ils être regardés comme ayant une action prophylactique. Employés, en effet, lorsqu'il n'existe encore que de la bronchite putride, ils pourraient en faisant cesser celle-ci prévenir le sphacèle.

OBSERVATIONS

Dilatation bronchique et pneumonie chronique

OBSERVATION I (Inédite).

Pneumonie chroniqne. Gangrène pulmonaire.

R. V. 53 ans, boulanger, entre le 2 mai 1881, à l'hôpital Necker salle Saint-Ferdinand n° 26 (service de M. Blachez).

Père mort à 73 ans d'une rétention d'urine. Mère morte à 84 ans. Pas de maladies antérieures. Quelques excès de boisson, mais pas d'autre accident alcoolique qu'un peu de tremblement de la langue. Depuis quelques années, un peu de toux, et expectoration peu abon · dante. Six semaines avant son entrée à l'hôpital, V. était à son travail, malgré un point de côté à droite dont il souffrait depuis quelques jours, lorsqu'il fut pris d'une faiblesse extrême, qui le força à cesser de pétrir. Un médecin appelé fit appliquer sur le côté droit un vésicatoire qui soulagea le malade. Un second vésicatoire augmenta l'amélioration.

V. vint alors à la consultation de l'hôpital Necker, où on lui ordonna des badigeonnages iodés, et de l'huile de foie de morue. Un mois environ avant son entrée, il remarqua que ses crachats prenaient une odeur fétide, en même temps, survinrent des hémoptysies d'abord peu abondantes, mais qui augmentèrent beaucoup. Quinze jours avant son entrée, il en eut une très forte ; il rendait le sang à pleine bouche. Il essaya alors d'entrer à l'hôpital, mais ne put être admis que le 2 mai. Pendant ce temps, les hémoptysies avaient diminué, mais sans cesser complètement.

A son entrée, le malade est très pâle ; face un peu bouffie ; légèrement jaune.

Le soir, nouvelle hémoptysie ; le sang est mêlé de crachats noirâtres, d'une odeur infecte. Dans le lobe inférieur du poumon droit ; zone remplie de râles sous crèpitants. Matité énorme à ce niveau.

4 mai. — Les crachats ne sont plus mêlés de sang pur, mais ils sont toujours noirâtres et de plus en plus fétides. Peu de fièvre ; 38° le soir dans l'aisselle. Potion phéniquée.

5 mai. — Matité très forte à la base du poumon droit ; on n'y entend plus ni les râles sous-crépitants, ni le murmure respiratoire. La voix y retentit avec son timbre normal. Les vibrations thoraciques ont disparu à ce niveau, souffle systolique ayant son maximum à la troisième articulation chondro-sternale gauche. Souffle assez intense dans les vaisseaux du cou.

10 mai. — Poitrine remplie de râles sibilants et ronflants. Frottement pleural et léger souffle à droite et en arrière. Crachats moins fétides.

15 mai. — Les râles ont disparu ; le souffle a pris un léger timbre amphorique.

20 mai. — Souffle moins fort, mais la toux a encore le timbre amphorique. La matité persiste ainsi que la fétidité de l'haleine et des crachats.

26 mai. — Même état, dans le poumon droit, souffle ayant le timbre cavitaire dans la fosse sous-épineuse, et le timbre pleurétique à la base du poumon.

30 mai. — Pas de changement à l'auscultation ; malade un peu moins pâle, crachats moins abondants et moins fétides.

4 juin. — Hémoptysie très légère.

7 juin. — Le souffle s'entend moins bien, matité s'élevant au-dessus de l'angle inférieur de l'omoplate. Dyspnée intense. Ponction aspiratrice : on retire 600 grammes de sérosité un peu louche, contenant des cellules d'épithélium pavimenteux, des globules rouges, et de nombreux leucocytes. Des quintes de toux nous empêchent de retirer plus de liquide. Dans les grandes inspirations, on sent le poumon venir heurter l'aiguille.

8 juin. — Le malade est mieux. Le souffle s'entend dans toute la poitrine, mais très faible. Matité jusqu'à la partie moyenne de la fosse sous-épineuse. Infusion de 0 gr. 50 de feuilles de digitale.

10 juin. — Diarrhée très forte. Trois cuillerées à café de sous-nitrate de bismuth.

13 juin. — La diarrhée persiste, [le malade s'affaiblit. Lavement avec extrait de ratanhia.

16 juin. — Dyspnée, vésicatoire sur le côté droit.

18 juin. — Dyspnée, la matité remonte à droite jusqu'à six centimètres au-dessous de l'épine de l'omoplate, en arrière ; en avant, jusqu'à quatre centimètres et demi au-dessous de la clavicule. Souffle, gargouillement et retentissement de la toux dans la fosse sous-épineuse droite. A gauche, souffle cavitaire entre le rachis et l'angle inférieur de l'omoplate. En bas, la respiration s'entend peu du côté droit. Mensuration de la poitrine sous le mamelon, 47 centimètres à gauche, 46 à droite. Toujours pas de fièvre. Expectoration verdâtre, un peu moins fétide.

Ponction aspiratrice ; nous retirons avec peine environ 100 grammes de pus noirâtre épais, horriblement fétide dans lequel nagent des grumeaux noirs. De nombreuses bulles d'air sont mêlées au pus.

19 juin. — Le soir, 38°, 4 dans l'aisselle ; le malade s'affaisse de plus en plus ; le souffle est plus net.

21 juin. — Fièvre le soir ; le malade ne peut reposer que couché sur le côté malade et dans une forte pronation. Le souffle a le timbre métallique. Expectoration fétide.

25 juin. — État de plus en plus grave ; le malade est pâle ; ses paupières semblent œdématiées quoiqu'il n'y ait pas d'albuminurie. Il souffre beaucoup au niveau de la dernière ponction, où le collodion a déterminé une éruption d'impétigo.

26 juin. — La fétidité de l'expectoration est toujours aussi prononcée ; dès que le malade parle ou tousse, une odeur infecte se répand autour de lui. Les résultats de l'auscultation sont toujours les mêmes. Le souffle qu'on entendait au niveau de la fosse sous-épineuse gauche est beaucoup moins fort.

Dyspnée assez intense, mais le malade refuse une nouvelle ponction.

28 *juin*. — Même état. De temps en temps légère hémoptysie. La fièvre a diminué.

30 *juin*. — Hémoptysie plus abondante que de coutume, le malade en est très inquiet.

1er *juillet*. — Nous trouvons le malade râlant; il succombe un instant après.

Autopsie. — A l'ouverture du thorax, on trouve une grande bride divisant la plèvre droite en deux loges. La séreuse contient environ deux litres de sérosité citrine. Nulle part de pus. Le poumon droit, diminué de volume, représente à peu près les deux tiers du gauche. Sa moitié supérieure est peu altérée, mais très atélectasiée. Le tissu est splénisé, d'une teinte violette, mais sans trace de tubercules. Le lobe inférieur est occupé par une énorme caverne gangréneuse, pouvant contenir le poing, à surface marbrée d'une teinte gris noirâtre.

Autour de cette caverne, et dans tout le lobe inférieur, sclérose très prononcée. Plèvre très épaissie au même niveau et d'aspect comme gélatineux. C'est de cette cavité que venait le pus retiré par la dernière ponction. Le trocart avait pénétré dans la caverne. Les ramifications des artères pulmonaires suivies jusqu'à la partie inférieure du poumon sont saines, ainsi que les artères bronchiques dans la partie que nous avons pu disséquer. Bronches épaissies, leurs cartilages sont indurés, leur muqueuse présente une teinte lie de vin. Tout l'organe exhale une odeur insupportable. Le poumon gauche est sain. Un peu d'épanchement dans le péricarde, cœur volumineux, dilaté, endocarde rouge. Aorte un peu athéromateuse. Foie gras, reins sains.

Observation II (Inédite).

Pneumonie chronique. Gangrène.

A. L..., 48 ans, marin, entré le 16 mai 1881, salle Saint-Ferdinand, n° 4.

Père mort à 81 ans, mère morte à 70 ans. Un frère et une sœur bien portants. Un autre frère mort, mais par accident.

Pas d'autres maladies que deux angines et une arthrite chronique du genou droit consécutive à un traumatisme. Pas d'habitudes alcooliques apparentes ou avouées. Tousse depuis le mois d'octobre 1880, a eu depuis de nombreuses hémoptysies.

Le 9 mai la toux augmenta, puis le malade ne put se lever, il fut pris au bout de deux ou trois jours d'un point de côté sous-mamelonnaire à droite et d'une fièvre intense. Inappétence, pas de vomissements ni de diarrhée, mais courbature générale. L'expectoration était blanche, fétide. Cet état persiste en s'aggravant, et le 16 mai le malade entre à l'hôpital, où on constate les symptômes suivants :

Le malade a de la dyspnée qui paraît due surtout à son point de côté ; il n'a plus de fièvre, et se plaint seulement du point de côté et de la toux. A l'auscultation, on entend à la base du poumon droit un mélange de frottements et de râles crépitants avec un léger souffle. Matité à ce niveau.

Teinture de quinquina 30 grammes. Vésicatoire.

18 *mai*. — Expectoration très abondante, blanche, visqueuse, très fétide. La toux persiste ainsi que le point de côté. Matité à la base droite, le râle n'y existe plus, mais le souffle a pris une intensité très grande et le timbre pneumonique.

Vibrations exagérées.

19 *mai*. — Souffle plus fort, offrant le timbre cavitaire. Expectoration très fétide.

20 *mai*. — Le souffle s'entend beaucoup moins, mais la matité

s'étend jusqu'au niveau de l'angle inférieur de l'omoplate. La voix ne retentit pas ; quelques frottements.

Les vibrations thoraciques, faibles à gauche, le sont encore plus à droite. Il s'est évidemment formé un épanchement.

22 *mai*. — A. L. se trouve assez bien quoique la température atteigne le soir 39°,6 dans l'aisselle.

26 *mai*. — La fièvre a disparu, presque plus rien à l'auscultation.

30 *mai*. — Le malade est toujours à peu près dans le même état ; il n'y a plus de fièvre, mais la partie inférieure du côté gauche du thorax est mate. A l'auscultation, souffle cavitaire au-dessous de l'angle de l'omoplate.

2 *juin*. — Les crachats toujours très fétides ont augmenté d'abondance, et ont pris un aspect de purée. Le souffle a pris un timbre métallique très prononcé. Parfois on croirait entendre du tintement métallique. Pas d'autre signe de pneumo-thorax.

Le malade succombe le 3 juin.

Autopsie. — A l'ouverture de la poitrine, il s'écoule un liquide séro-purulent d'une odeur infecte. Le poumon gauche présente des adhérences assez nombreuses, mais très molles, à la plèvre pariétale. Il est couvert de fausses membranes, et la plèvre viscérale est épaissie au niveau du lobe inférieur. La plèvre de ce côté contient une assez grande quantité de pus. A la coupe, cavité de la taille d'une forte noix située près de la languette inférieure du lobe inférieur, et à très peu de distance de la plèvre épaissie. Elle est remplie d'un détritus brunâtre très fétide et traversée par de nombreuses brides, qui paraissent être des vaisseaux oblitérés et des bronchioles.

Le poumon droit est si adhérent que pour l'enlever en entier, il a fallu décoller des côtes la plèvre pariétale. Sur quelques points pourtant, ces adhérences n'existent point, et entre les deux feuillets séreux, il s'est à ce niveau amassé un pus infect. Trois cavernes dans la partie inférieure du lobe moyen, offrant les mêmes caractères que celles du poumon gauche, mais plus volumineuses et très rapprochées. Pas de tubercules, mais sclérose très prononcée du poumon que parcourent d'énormes travées fibreuses. Ganglions bronchiques volumineux. La dissection des vaisseaux ne nous a pas montré d'oblitération vasculaire. Le cœur est gros et flasque; dans le ventricule droit, caillot fibrineux allongé se prolongeant dans l'artère pulmonaire. Reins un peu congestionnés. Plaques de Peyer saillantes. Ganglions mésentériques volumineux.

OBSERVATION III (résumée).

(Laënnec, *traité de l'auscultation médiate*).

Dilatation des bronches, gangrène.

Homme de 41 ans, toussant depuis l'enfance, et rejetant quelques crachats jaunâtres. Depuis six mois, cet état s'était aggravé, toux très fréquente, expectoration abondante, jaune, épaisse, opaque, très fétide. Petite fièvre redoublant de temps en temps; sueurs nocturnes, diarrhée. Amaigrissement, diminution des forces. Six semaines avant l'entrée à l'hôpital, deux hémoptysies assez abondantes. Jamais de point de côté à gauche, toutes les fois que le malade souffrait de la poitrine, la douleur siégeait à droite. Le malade n'avait pas fait de traitement.

A l'entrée, amaigrissement peu considérable, teinte légèrement jaune de la peau; pouls plein et fréquent. Toux; crachats épais, jaunes, opaques, un peu fétides. Ni dyspnée, ni troubles digestifs; appétit médiocre. Sonorité normale à droite; faible à gauche. Respiration normale à droite, remplacée à gauche par du râle muqueux en arrière et en bas, et en haut tant en avant qu'en arrière par du râle caverneux. Pectoriloquie sous l'omoplate.

Amélioration très notable dans les premiers jours d'avril, mais signes bien nets de cavité à gauche, un peu au-dessus du mamelon.

10 avril. — Crachats plus abondants, puriformes, fétides ainsi que l'haleine.

Pas de fièvre, pas de troubles digestifs.

Pectoriloquie évidente en avant, à gauche et en haut ainsi que dans les fosses sus et sous épineuse ; râle caverneux.

18 *avril.* — Fièvre, toux, inappétence, crachats très abondants et très fétides. Diarrhée.

Le 22 avril, tous les accidents augmentent (toux, fièvre, fétidité). Abattement, râle trachéal ; râle sonore, grave, en avant et à droite avec un léger râle crépitant vers la partie antérieure de la sixième côte et la racine du poumon. En arrière, respiration bronchique et râle muqueux. Léger râle crépitant vers la racine du poumon gauche.

23 *avril.* — Mêmes phénomènes d'auscultation, vomissements, diarrhée, fièvre. Mort le 24.

Autopsie 38 heures après la mort. — Quelques adhérences lâches, mais solides de la plèvre droite. Poumon droit, volumineux, pesant, crépitant, très flasque, d'une teinte rose pâle. On trouve dans tout ce poumon des noyaux de bronchopneumonie, dont le nombre diminue et dont les dimensions augmentent à mesure que partant du sommet et de la base de l'organe on se rapproche du lobe moyen, où ils forment une masse pseudolobaire.

Près de cette masse, et vers la face postérieure du poumon, petite caverne pleine d'une matière bourbeuse, noirâtre et fétide. Les parois de cette excavation sont formées par un tissu pulmonaire, condensé, noirâtre, devenant de plus en plus dur à mesure qu'on s'éloigne de l'excavation, et reprenant ensuite un peu de l'élasticité et de la couleur ordinaires au tissu du poumon. *C'est évidemment une eschare gangréneuse ramollie.* Près de cette excavation, deux ou trois rameaux bronchiques du volume d'une plume d'oie, se portent vers la surface du poumon, en conservant le même diamètre, et même en s'élargissant pour se terminer brusquement en cul de sac. Plusieurs antres rameaux semblables, mais plus volumineux traversent la masse de tissu compacte dont il a été parlé, et forment en s'élargissant à leur terminaison des cavités capables de loger un pois, dont la muqueuse est violet foncé, ainsi que dans la bronche principale et ses premières divisions. Pas de tubercules.

Poumon gauche très adhérent de tous côtés, s'affaissant peu, lourd, flasque, peu crépitant, bien moins volumineux que le droit. Présentant de nombreuses dilatations ampullaires, à muqueuse rouge livide, et plus molle qu'à l'état normal. Vides ou renfermant une sanie noirâtre d'odeur gangréneuse ; abondantes surtout dans le lobe inférieur où elles sont plus volumineuses. La bronche et ses rameaux sont un peu élargis et épaissis et se dilatent brusquement au point où les cerceaux cartilagineux cessent d'exister. Quelques rameaux, surtout dans le lobe supérieur, se dilatent progressivement en forme de cône de leur origine à la surface du poumon ; noyaux de broncho-pneumonie dans le lobe supérieur. Les parois des culs-de-sac formés par les bronches dilatées sont épaissies, surtout la muqueuse. L'enveloppe fibro-cellu-leuse est plus ferme.

Caverne ovalaire, aplatie vers la racine des bronches, à parois ta-pissées d'une membrane un peu plus consistante que du blanc d'œuf cuit, et contenant une petite quantité d'une matière pultacée d'odeur gangréneuse. Elle paraissait due à la gangrène d'un ganglion bron-chique.

Cœur et péritoine sains : foie un peu gras ; petites ecchymoses cri-blant la moitié supérieure de la partie sous-diaphragmatique du tube digestif. Les poumons mis dans l'eau se sont en partie décolorés ; la muqueuse bronchique, dans les rameaux incisés et lavés était encore d'un violet foncé, mais cependant plus clair que la veille. Dans trois ou quatre rameaux dilatés progressivement en forme de massue de la racine à la surface du poumon, *qui n'avaient pas été ouverts* et dans lesquels l'eau n'avait pas pénétré, la muqueuse bronchique présentait les signes non équivoques d'une décomposition qui avait fait de rapi-des progrès depuis la veille. Elle exhalait une odeur tout à fait sem-blable à celle de la gangrène, et sa couleur violet foncé (du moins aux orifices) au moment de l'ouverture comme dans les bronches exa-minées, était devenue rougeâtre, verdâtre ou noirâtre. Elle s'était, en outre, évidemment ramollie.

Laënnec rapporte cette dernière lésion à une altération cadavérique qui paraît due, d'après lui, à la disposition à la gangrène qui existait dans ce cas. Il se demande si le sphacèle observé dans le poumon droit, n'avait pas aussi, au moins en partie, une origine analogue, et croit que si quelque circonstance eût retardé l'autopsie de vingt-quatre heures on eût trouvé une gangrène universelle de la muqueuse bronchique, et même un aspect gangréneux de quelques-uns des lobules enflammés.

Comme nous l'avons dit plus haut, il nous paraît difficile d'admettre l'opinion de Laënnec. Comment un ramollissement cadavérique se serait-il si exactement limité aux bronches non ouvertes ? Faudrait-il en accuser la stagnation à la surface de leurs parois des produits putrides ? Quoi qu'en dise l'éminent clinicien, il nous semble difficile que l'eau n'eût pas pénétré dans tous les rameaux bronchiques, à la suite d'une immersion de vingt-quatre heures.

D'ailleurs pourquoi cet examen incomplet sur lequel on revient le lendemain ? Laënnec n'aurait-il pas assisté à l'autopsie, et celle-ci aurait-elle été faite par un élève qui aurait laissé sa tâche incomplète? ou bien pressé par le temps, n'aurait-il fait qu'un examen insuffisant, en se réservant de le compléter le jour suivant? Dans l'un comme dans l'autre cas, il est probable, qu'on n'a prêté qu'une attention médiocre à l'état de l'orifice de ces canaux qu'on a négligé d'ouvrir et c'est cependant sur l'état de cet orifice que Laënnec se fonde pour admettre que leur muqueuse n'était point sphacélée au moment de l'autopsie.

Observation IV (Briquet) (résumée)

Dilatation des bronches ; gangrène de leurs parois ; ancienne caverne gan-
gréneuse guérie.

Homme de 64 ans, toussant habituellement, amaigri, respiration un peu courte depuis trois ou quatre ans. En avril 1836, exaspération de la bronchite habituelle; toux augmentée ; douleur à la partie inférieure du côté gauche ; crachats devenus brusquement roussâtres, très fétides et très abondants. Fièvre, guérison au bout de cinquante-trois jours. Santé bonne jusqu'en 1838, peu de toux, pas de fièvre, expectoration non fétide. A cette époque nouvelle exaspération ; le malade entre à Cochin avec une expectoration roussâtre, abondante, et très fétide, ainsi que l'haleine. Fièvre assez vive, guérison en quarante jours. Il reste un peu de toux avec dyspnée légère, et crachats grisâtres inodores. Pas de fièvre.

Août 1839. — Nouveaux accidents, entré à Cochin le 17. Vers les premiers jours de ce mois, le malade s'était aperçu que sans cause appréciable quelques-uns de ses crachats étaient fétides ; quelques jours après, ils l'étaient toùs, et plus abondants que de coutume. Toux peu augmentée ; la respiration n'est pas plus gênée, ni douleur dans la poitrine, ni perte d'appétit.

A l'entrée respiration courte et gênée, pouls fréquent sans beaucoup de chaleur à la peau ; expectoration grisâtre, fétide et très abondante. Le 18, toux plus fréquente, expectoration très abondante de matières brunâtres, contenant évidemment du sang altéré, très fétides, et tellement âcres qu'elles brûlent la langue du malade. Ce symptôme ne dure pas vingt-quatre heures.

Le 19. — Il n'y a plus de sang dans les crachats, jusqu'au 22, état suivant. Figure pâle, non fatiguée, toux assez fréquente, amemenant l'expectoration de matières d'un gris sale, presque opaques, assez visqueuses, mêlées à beaucoup de mucus, exhalant une forte odeur de dents cariées, et remplissant deux crachoirs en vingt-quatre heures. Haleine très fétide ; respiration fréquente.

Matité incomplète dans le tiers inférieur du poumon gauche en arrière. A ce même niveau respiration bronchique très forte aux deux temps et bronchophonie intense. Au-dessus, râles muqueux.

Douleur sourde au bas du côté gauche, anorexie, diarrhée. Peau fraîche ; pouls 70 à 75.

Le 23 *août.* — Oppression, douleur très vive, au bas du côté droit ; pouls 90. Murmure respiratoire aboli à la partie inférieure du poumon droit. A gauche mêmes signes que les premiers jours ; râles muqueux, plus abondants et plus liquides. Expectoration sanguinolente ; diarrhée.

Mort le 25.

Autopsie. — Quelques cuillerées de sérosité dans la plèvre gauche, adhérences lâches sur les côtés, et en avant, très serrées en bas et dans toute la partie postérieure. Sclérose et caverne de la taille du poing dans la partie postérieure et inférieure du poumon. Cette caverne est tapissée d'une fausse membrane grisâtre, présentant de nombreuses ecchymoses, et remplie d'une pulpe noirâtre, d'odeur gangréneuse, et paraissant formée de sang altéré.

Bronches dilatées, épaissies et grisâtres. Poumon droit volumineux, adhérent au sommet et à la base, présentant de nombreuses dilatations bronchiques ampullaires, remplies d'un détritus d'aspect gangréneux que la pression fait refluer dans les bronches, bien que celles-ci ne paraissent pas au premier abord communiquer avec les ampoules. Les parois des ampoules sont dans les unes fermes et ardoisées, dans les autres réduites à un détritus grisâtre recouvrant un tissu pulmonaire rouge. Dilatation générale des bronches.

Observation **V** (Briquet) (résumée).

Il n'y a pas dans ce fait de gangrène pulmonaire ; nous en donnons néanmoins un abrégé, parce qu'on y trouve les lésions des dilatations bronchiques à leurs différents stades. Il s'agit d'une femme de 32 ans, enceinte, qui succomba, après un avortement, avec de grands frissons, et un ensemble de symptômes qui avait fait porter le diagnostic de pneumonie avec pleurésie diaphragmatique et imminence de fièvre typhoïde. Le traitement avait été énergiquement antiphlogistique, puisqu'après une saignée de douze onces, l'état de la malade contreindiquant les émissions sanguines générales, deux cents sangsues avaient été appliquées dans l'espace de cinq jours! Il n'y avait eu ni toux, ni expectoration, ni fétidité de l'haleine.

A l'autopsie, fausses membranes, et deux verres de liquide blanchâtre dans la plèvre droite. Dans le poumon une vingtaine de dilatations bronchiques ampullaires, ne communiquant plus avec les bronches, où on ne peut faire refluer leur contenu.

Les unes, petits kystes à muqueuse blanche et polie contiennent un pus jaune sale, très-visqueux. Le tissu pulmonaire qui les entoure est sain. Sur d'autres, la muqueuse molle, blanchâtre, se réduit par le grattage en pulpe gangréneuse ; le tissu pulmonaire ambiant est rouge, leur contenu grisâtre, visqueux, très-fétide. Sur d'autres la muqueuse est complètement détruite ; les parois de la cavité ne présentent qu'une fausse membrane, recouvrant un tissu pulmonaire rouge et induré dans l'épaisseur d'une ligne au plus. Elles contiennent une matière pultacée d'un gris noirâtre, et d'une forte odeur gangréneuse.

OBSERVATION VI (Dubar. *Soc. anat.* 1879). Résumée.

Dilatation bronchique, broncho-pneumonie, gangrène.

Homme de 51 ans, carrier, entre le 31 mars 1879.

Bronchite, il y a 4 ans, ayant guéri complètement. Nouvelle bronchite l'année suivante, moins intense, mais depuis la toux n'a pas cessé. Elle présentait des périodes d'exacerbation, pendant lesquelles l'expectoration ordinairement légère devenait abondante et jaune grisâtre. Bon état général.

Un mois avant l'entrée à l'hôpital, à la suite d'un refroidissement, il y eut un peu de fièvre, des douleurs à la base du thorax, et dans tout le côté droit, toux fréquente et pénible ; au bout de quatre jours, amélioration, puis rechute. A l'entrée, fièvre intense, sueurs, dyspnée, douleurs thoraciques de plus en plus vives. Toux presque constante, quinteuse, crachats purulents, d'odeur infecte.

En arrière et à droite, dans les deux tiers inférieurs du poumon, submatité, vibrations vocales un peu affaiblies, et râles sous-crépitants devenant de plus en plus gros, à mesure qu'on se rapproche de la base. Dans quelques points, bouffées de râles crépitants fins. Dans le tiers supérieur gros râles sous-crépitants disséminés. Au niveau de l'angle inférieur de l'omoplate souffle bronchique intense. Dans la partie moyenne du poumon gauche, râles sous-crépitants à grosses bulles. Mort le 10.

Autopsie. — Plèvre épaissie présentant des adhérences et des fausses membranes. Sclérose du lobe moyen droit qui présente ainsi que le lobe inférieur de nombreuses dilatations bronchiques ampullaires, à muqueuse ramollie et ulcérée. A côté de ces dilatations, cavernes gangréneuses.

Le tout, caverne et ampoule, est situé au centre d'un noyau de broncho-pneumonie. Ganglions bronchiques tuméfiés et ramollis. Mêmes lésions à la partie moyenne du poumon gauche. Les bronches et les cavernes contiennent une bouillie grisâtre contenant des épithéliums granulo-graisseux, des gouttes de graisse, des leucocytes altérés, quelques hématies et de rares fibres élastiques. Sur les autres organes, on ne trouve qu'un peu de congestion.

Observation VII, résumée (Leloir. *Soc. anat.*, 1880).

Dilatation des bronches; pneumonie chronique; gangrène pulmonaire.

Homme de 33 ans, robuste et d'une bonne santé habituelle, sans autre antécédent pathologique qu'une bronchite survenue dix-sept mois auparavant. Depuis, il avait presque toujours toussé, s'enrhumait facilement, était très court d'haleine et crachait beaucoup.

Au moment de l'entrée à l'hôpital (26 décembre 1879), amaigrissement considérable, dyspnée notable, toux continuelle; il rejette chaque jour deux ou trois crachoirs de crachats jaune verdâtre, purulents, mélangés d'un liquide muqueux, non nummulaires, sans fétidité, abondants surtout le matin au réveil. Fièvre tous les soirs (environ 38°,5). Pas d'appétit, constipation habituelle.

Submatité au sommet droit et au niveau de la région des bronches à droite.

Quelques râles sous-crépitants au sommet gauche. Râles muqueux au sommet droit. Râles sous-crépitants dans les deux tiers supérieurs du poumon droit.

Diagnostic. — Dilatation bronchique chez un tuberculeux ; ce diagnostic s'appuie surtout sur l'abondance des crachats, et la disproportion existant entre l'état de cachexie du sujet, et le peu d'étendue des signes physiques.

23 janvier. — Crachats fétides, grisâtres, d'aspect homogène, ressemblant à une purée de haricots, remplissant plusieurs crachoirs : quintes de toux continuelles. Fièvre le soir. Teinture d'eucalyptus, 10 gr. Acide phénique, 0 gr. 01.

26 janvier. — Amaigrissement, prostration ; fièvre vespérale ; sueurs abondantes. Anorexie. Horrible odeur gangréneuse de l'haleine. Toux très fréquente ; à chaque quinte, expectoration abondante de crachats grisâtres à odeur de sphacèle. Rien de nouveau à la percussion ni à l'auscultation.

30 janvier. — Mort dans l'adynamie.

Autopsie. — Poumon gauche presque sain, peu congestionné et emphysémateux. Bronches légèrement dilatées vers la partie moyenne. Muqueuse épaissie, un peu ramollie, d'une teinte ardoisée présentant des signes évidents d'inflammation chronique. Pas de tubercules, sauf au sommet, une petite masse caséeuse de la grosseur d'un pois.

Poumon droit, d'aspect bosselé, de volume moindre que le gauche, très adhérent à sa partie postérieure et moyenne, complètement gangréné dans son tiers inférieur. Il se trouve dans son quart inférieur transformé en une substance gris verdâtre, molle, putrilagineuse, d'odeur infecte. Dans ses 2/3 supérieurs sclérose très prononcée et dilatations bronchiques ampullaires remplies d'un putrilage gangréneux. Autour de ces dilatations, zones plus ou moins étendues de gangrène diffuse. Cinq ou six autres ampoules dans le tiers supérieur en avant. Tout le système bronchique de ce poumon est uniformément dilaté, la muqueuse ardoisée est ramollie. Pas de tubercules. Ganglions bronchiques un peu injectés et ramollis. Cœur un peu dilaté et gras. Autres organes sains.

OBSERVATION VIII (résumée) (M. Laucereaux. *Arch. de med.* mars 1873).

Dilatation bronchique. Pneumonie chronique. Gangrène pulmonaire.

Jeune homme de 21 ans, né de parents bien portants; trois ans avant le début de la maladie actuelle, fièvre intermittente ayant duré 6 mois. Depuis bonne santé jusqu'à la fin du mois d'août 1872. A ce moment à la suite de quelques excès apparurent un point de côté à droite, de la toux; bientôt malaise général, expectoration jaunâtre, une fois même sanguinolente, sueurs nocturnes. Entré à l'hopital le 16 décembre.

A ce moment face colorée, visage peu altéré, embonpoint ordinaire. Fétidité de l'haleine et des crachats. Matité et souffle cavitaire peu étendu à la base du poumon droit; fièvre. Diagnostic: pneumonie scléreuse avec gangrène des extrémités bronchiques dilatées. Vin de quinquina, essence de térébenthine. État stationnaire pendant une quinzaine de jours.

Au commencement d'octobre, fièvre plus intense. Le 6, vomissements bilieux, diarrhée, rêves, insomnies, sueurs nocturnes.

Le 9 octobre, vomissement d'un liquide citrin mélangé de crachats grisâtres extrêmement fétides: pouls 104; température 38°,7.

Décoloration du visage et amaigrissement manifeste. La matité est plus étendue, et les vibrations vocales sont diminuées dans presque toute l'étendue de la moitié inférieure du poumon droit. Le souffle cavitaire persiste vers l'angle inférieur de l'omoplate, accompagné parfois de gros craquements; dans le voisinage souffle tubaire et légère bronchophonie. Foie normal; rate un peu grosse, cœur sain. Vin de quinquina; sulfate de quinine, 0 gr. 80.

10 *octobre.* — Temp. rect. 39°,2 le matin, pouls 108: fétidité repoussante de l'haleine et des crachats. Sulfate de quinine; hyposulfite de soude 4 gr.

11 *octobre*. — 39°; le **12** 38°,8 matin et soir; haleine moins fétide.

13 *octobre*. — 38°,4 le matin; 38°,6 le soir.

14 *octobre*. — Diarrhée depuis deux jeurs.

Du 15 au 25 la température oscille entre 38°,2 et 38°,8. La diarrhée cesse. Amélioration de l'état général.

Le 27. — Légère hémoptysie; dès lors frissons, fièvre plus intense.

9 *novembre*. — Vomissements de bile et d'aliments. Pouls 120, t. rect. 40°,2.

Anorexie. — La fétidité de l'haleine et des crachats reparaît. Souffle cavitaire du poumon plus étendu; souffle doux à la base du cœur. Sulfate de quinine 1 gr. suppression de la térébenthine.

Du 12 au 16, la température oscille entre 38°,4 et 38°, 7; les frissons cessent. Puis surviennent de la diarrhée, des hémoptysies peu abondantes mais se répétant cinq ou six fois par jour; décoloration des téguments, cyanose, affaiblissement; au microscope les crachats contiennent des globules rouges, beaucoup de leucocytes, des granulations mobiles et quelques bactéries en forme de bâtonnets. Diarrhée, pouls très fréquent : temp. 38°,2. Mort le 23.

Autopsie. — Poumon gauche libre, le poumon droit est adhérent dans toute son étendue surtout la moitié inférieure. Ses lobes supérieur et moyen sont simplement œdématiés et décolorés. Lobe inférieur criblé de cavernes renfermant une bouillie gangréneuse noirâtre, et limitées par un tissu scléreux, qu'on trouve à la partie supérieure de ce lobe dans un point respecté par la gangrène. Quelques lobules suppurés en ce point. Les bronches entièrement détruites au niveau des parties gangrénées sont larges et tapissées par une muqueuse rouge violacé, et comme surmontée de bourgeons charnus au voisinage des foyers gangréneux. Plus loin elles sont simplement épaissies et injectées. Noyaux de broncho pneumonie suppurée dans le poumon gauche. Le larynx et la trachée ont leur muqueuse injectée. Ganglions bronchiques et périœsophagiens injectés, fermes, ardoisés ou blanchâtres. Autres organes à peu près sains. La bouillie gangréneuse des cavernes était composée de leucocytes granuleux, d'hé maties, de granulations mobiles et de bactéries. Inoculée sous la peau d'un lapin elle n'a rien produit, sans doute parce qu'insuffisamment délayée elle n'a pas été absorbée. Mais une goutte de sang du ventricule droit qui contenait des granulations mobiles et immobiles a amené la mort d'un lapin en vingt-quatre heures.

Observation IX résumée (M. Charcot, *th. d'agrégation*, 1860).

Pneumonie chronique; gangrène pulmonaire.

Homme de 46 ans, terrassier, assez vigoureux ; atteint, quatre ans auparavant, d'une bronchite qui n'avait pas complètement guéri. Le malade avait beaucoup maigri ; s'enrhumait tous les hivers, et avait eu plusieurs hémoptysies. Deux ou trois mois avant son entrée à l'hôpital, il avait eu une fluxion de poitrine, accompagnée d'abondantes hémoptysies.

A son entrée (16 juillet 1854), le malade dit être repris depuis huit jours, mais il ne répond qu'avec humeur, et donne des détails peu précis. Maigreur très prononcée, peau chaude, pouls fréquent. Douleurs dans le côté droit de la poitrine ; toux, crachats assez abondants, muco-purulents, verdâtres, épais, arrondis, sans fétidité. Moiteur générale, pas de frissons, anorexie complète depuis huit jours. Enduit blanc très épais de la langue ; résultats de la percussion et de l'auscultation à peu près normaux à gauche ; à droite, forte matité et souffle bronchique éloigné mêlé de gros râles sous-crépitants, dans toute la partie située au-dessous de l'angle inférieur de l'omoplate. Tout à fait à la partie inférieure de ce côté, bruit tympanique profond et sourd, souffle cavitaire et gargouillement ; broncho-égophonie dans tout le lobe inférieur, surtout au niveau de la pointe de l'omoplate. Vésicatoire à droite ; 0 gr. 10 de tartre stibié. La fièvre et les autres accidents cessent à peu près ; expectoration peu abondante, muco-purulente, non fétide. Un peu de fièvre le soir, de toux et d'oppression.

A partir du 30 juillet, toux plus fréquente, crachats très abondants, formés de sérosité, où nagent des mucosités jaune-verdâtre sale ayant l'aspect de ceux de la phthisie à la troisième période, sauf l'aspect nummulaire. Très fétides, ainsi que l'haleine. Affaiblissement et amaigrissement rapides : diarrhée séreuse incoercible : créosote, vin de quinquina, opiacés.

8 août. — La diarrhée cesse, les forces et l'appétit reviennent ; l'expectoration moins abondante n'est plus fétide ; mais les jambes enflent.

29 août. — Œdème des membres inférieurs et des bourses ; pas d'albuminurie.

25 septembre. — Crachats très abondants, muco-purulents, rouge vineux au centre, verdâtres dans le reste de leur masse, non fétides. Diarrhée incessante, cholériforme. Face tout à coup amaigrie et violacée. Cyanose, pouls presqu'insensible. Mort le 2 octobre.

Autopsie. — Adhérences très fortes du lobe inférieur droit [tout entier, qui est lourd, réduit à la moitié de son volume normal, absolument sclérosé, et présentant une teinte rouge vif de la muqueuse bronchique. Les bronches ne sont pas dilatées.

Au niveau de son bord postérieur, et près de sa surface, caverne allongée de 10 centimètres de long sur 3 de large, à parois anfractueuses et traversée par des brides parenchymateuses et des bronches non détruites, et contenant un pus séreux, verdâtre, qui montre au microscope une énorme quantité de granulations graisseuses, des épithéliums granulo-graisseux isolés ou disposés en acini, quelques globules sanguins, des éléments fibro-plastiques et des débris de parenchyme pulmonaire constitués par des aréoles fibreuses.

En avant près du diaphragme, eschare de la taille d'une pièce de 1 franc. Emphysème du reste du poumon ; pas de tubercules. Ganglions bronchiques peu volumineux. La muqueuse du colon et de la dernière partie de l'iléon est violacée, recouverte d'une matière blanche, visqueuse et tenace.

Observation X (Rostan).

Homme cru phthisique depuis un an ; à l'autopsie, gangrène pulmonaire à droite ; à gauche nombreuses dilatations bronchiques : une eschare sur la bronche droite ; une autre sur la trachée.

Observation XI (résumée).

Pichot, *Soc. anat.* 1827.

Homme de 38 ans chez lequel un coup de poing sur le côté droit de la poitrine détermina de vives douleurs qui persistèrent plusieurs jours sans l'obliger à suspendre ses occupations. Au mois d'avril, il fut atteint d'une gastrite assez sérieuse dont il guérit en 25 jours. Des imprudences ayant déterminé une rechute, qui avait été traitée sans succès à Charenton et au Val-de-Grâce, le malade se remit entre les mains d'un médecin qui lui donna de nombreux drastiques et vomitifs ; son état empirant, il redemande Pichot.

État à ce moment : Maigreur très prononcée, face exprimant la douleur, yeux caves, joues creuses, alternatives de chaleur et de froid. Langue pâle ; bouche se remplissant à tout moment de mucosités. Soif vive, ventre douloureux, surtout à l'épigastre ; pas de toux, mais douleur brûlante entre les deux épaules, et au côté droit ; pouls dépressible, régulier, agitation.

Le 2 septembre. — Violent accès de toux, faisant éprouver des douleurs déchirantes dans le dos et la poitrine, au malade qui rend avec efforts des crachats muqueux, rouge brun, d'une odeur infecte. Cet accès dure vingt minutes, puis le calme se rétablit ; mais la toux et l'expectoration fétide persistent.

Soif dévorante. La déglutition des liquides détermine de nouveaux accès avec efforts de vomissement. Urine rouge, causant une vive cuisson dans l'urèthre ; mélœna.

10 *octobre*. — Les accidents paraissent diminuer vers 3 heures ; mais la faiblesse est excessive et forte oppression, deux ou trois syncopes dans la nuit. Le 11 même état : pouls presqu'insensible, sueurs froides ; à 5 heures effort pour tousser et mort.

Autopsie. — Foyer purulent du côté droit de la poitrine, situé dans la paroi thoracique et n'atteignant pas la plèvre. Poumon droit fixé dans toute son étendue par des adhérences dont la rupture laisse épancher dans la plèvre un liquide noir, infect. Gangrène de toute la partie postérienre du lobe inférieur. Sclérose du reste du lobe.

Congestion du lobe supérieur du poumon gauche. Péricardite sèche. Trachée rouge. Injection du tube digestif.

OBSERVATION XII résumée (Woillez).

Sclérose du poumon. — Dilatation bronchique. — Gangrène pulmonaire. — Guérison. — Mort par lésion cérébrale.

Charretier, âgé de 53 ans, très robuste, ayant eu à l'âge de 41 ans une pneumonie à la suite de laquelle sans dyspnée habituelle, il était resté sujet à s'enrhumer. A la suite d'un refroidissement, il fut pris dans les premiers jours de juin d'un violent frisson, de fièvre, de dyspnée, de toux, d'expectoration muqueuse et inodore. Le 16 juin, abondante hémoptysie, à la suite de laquelle des crachats fétides, jaunes ou grisâtres, étaient rendus par crises presque sans effort de toux. Affaiblissement.

Lorsque Woillez vit le malade, la fièvre était tombée, les accidents diminuèrent peu à peu, et l'état était assez satisfaisant, signes cavitaires au sommet gauche, lorsque des accidents cérébraux, céphalalgie, convulsions, etc... enlevèrent le malade.

A l'autopsie, on trouva outre un abcès du cerveau, le sommet du poumon gauche très adhérent à la plèvre pariétale, sclérosé, et contenant une caverne tapissée par une fausse membrane blanc bleuâtre. Cette cavité recevait plusieurs bronches dilatées, et contenait un mucus inodore. Poumon droit sain.

Observation XIII

Strutehrs, *Gazette médicale*, 1853.

Il s'agit dans ce fait d'un homme bien portant, chez lequel un fragment d'os franchit la glotte et tomba dans les bronches ; l'accident n'eut d'abord pas de suite ; puis survint une expectoration blanche et écumeuse, qui au bout d'un an se teinta de sang et devint fétide, ces caractères augmentaient à certaines époques. Le malade mourut au bout de quatre ans avec les signes de la gangrène pulmonaire. Outre les adhérences qui unissaient le sommet droit au thorax, on trouva deux cavernes gangréneuses et le reste du poumon criblé de cavités plus petites qui nous paraissent avoir été des dilatations bronchiques.

L'os se rencontra à la bifurcation de la première bronche.

Observation XIV résumée (Leyden et Jaffé. *Deutsche. Arch. fur Klin. Med.* 1866).

Dilatation bronchique, gangrène pulmonaire.

Malade de 56 ans, atteint de cystite huit ans avant la maladie actuelle ; guéri au bout de six semaines. Au mois de février 1865, fracture d'une côte. Guérison. Au mois de juillet, toux sèche, douleurs vésicales, au bout de trois semaines, expectoration fétide, verdâtre, teintée de sang. Sueurs nocturnes abondantes. Amélioration par neuf semaines de traitement, mais la toux et l'expectoration fétide continuent. En novembre, réapparition des douleurs ; douleurs aussi sous la clavicule gauche. Entrée à l'hôpital, en février 1866. Amaigrissement, pâleur, mouvements respiratoires moins étendus à gauche qu'à droite. Pas de dyspnée, un peu de matité au-dessous de la clavicule gauche, et dans la fosse sus-épineuse du même côté. Au même niveau, respiration faible mêlée de quelques râles. Douze onces de crachats verdâtres, très fétides, se divisant en trois couches, dont l'inférieure contient de nombreux bouchons blanchâtres ou d'un gris sale, de la taille d'un grain de mil, d'une consistance analogue à celle de la bouillie. On y trouve aussi des aiguilles d'acide margarique très nombreuses, et d'innombrables gouttelettes de graisse. Les phénomènes vésicaux sont les plus menaçants. Pas de fièvre, temp. 37°, pouls 104. Un nouvel examen des grumeaux contenus dans l'expectoration y fait découvrir outre l'acide margarique, du pigment noir, des bâtonnets et des granulations très mobiles. Çà et là longs et minces tubes, homogènes et unis pour la plupart, quelques-uns nettement articulés. Ils ne se colorent pas par l'iode, tandis que les bâtonnets et les granulations prennent une teinte variant du violet bleuàtre au rouge violacé. Traitement : teinture benzoïque d'opium.

Le malade s'affaisse de plus en plus, et meurt dans un état somnolent le 20 mai.

Autopsie. — Dans le péricarde, cinq onces de sérosité jaune rougeâtre, mêlée de quelques flocons de fibrine. Myocarde trouble et pâle, valvules aortiques fenêtrées, pas d'épanchement pleural. Poumon gauche très adhérent à son sommet, libre dans le reste de son étendue ; irrégulièrement mamelonné ; en détachant les adhérences, on détermine en plusieurs points des pertes de substance, qui ouvrent des cavernes remplies d'une matière grumeleuse d'un jaune gris. A la coupe, forte dilatation de tout l'arbre bronchique, jusqu'aux plus fines ramifications.

La muqueuse est épaissie, d'une mauvaise couleur. Au sommet deux cavernes, l'une de la taille d'une noix l'autre plus petite ; à leurs parois adhérent encore des débris de parenchyme, entourées toutes deux d'un tissu épaissi et ardoisé . De plus, nombreuses cavités à parois unies, paraissant être des dilatations bronchiques. Poumon droit à peu près sain, mais contenant le même liquide putride et les mêmes grumeaux qu'à droite. La muqueuse bronchique est verdâtre ; muqueuse trachéale injectée. Lésions du catarrhe vésical. Les bouchons recueillis dans les bronches ont les mêmes réactions que ceux qu'on a trouvés dans les crachats.

Sur des coupes du poumon gauche, faites après durcissement, on reconnaît que de petits bouchons occupent les plus petites bronches, où ils sont entourés d'une masse de pus, et ont déterminé dans une étendue plus ou moins grande autour de la bronche une broncho pneumonie suppurée. Sur d'autres points on voit que la masse granuleuse se prolonge jusque dans les alvéoles et y est seule ou mêlée de pus.

OBSERVATION XV *résumée* (Leyden et Jaffé).

Jeune fille de 23 ans, atteinte à l'âge de 17 ans, d'une toux brève, sèche, non douloureuse, s'accompagnant d'essoufflement surtout à la montée d'un escalier. Quelques semaines plus tard, hémoptysie très peu abondante mais se répétant tous les jours pendant huit jours. La toux persiste tout l'hiver, s'exaspère l'été suivant.

La malade entre à l'hôpital où l'on observe les symptômes suivants : toux très violente, expectoration abondante, gris cendré, souvent mêlée de points noirâtres et d'une odeur horriblement fétide. Sortie très améliorée au bout d'un mois. Quatorze jours plus tard, nouvelle hémoptysie se répétant plusieurs fois les jours suivants. La toux redevient violente, l'expectoration grise sans fétidité notable. Cet état persista avec des aggravations l'automne et l'hiver, jusqu'en janvier 1865. Nouvelle exacerbation, nouveau séjour à l'hôpital, nouvelle amélioration. Autre rechute en octobre, expectoration muco-purulente abondante, œdème péri-malléolaire, fétidité des crachats; faiblesse, sueurs nocturnes, entrée à l'hôpital. A l'entrée, amaigrissement assez marqué ; face cyanosée. La malade ne peut sans tousser se coucher sur le côté droit. Température élevée ; de temps en temps, sueurs nocturnes. Souffle systolique dans le foyer de l'artère pulmonaire.

Percussion : son obscur et élevé au-dessus de la clavicule gauche. Au-dessous bruit de pot fêlé. A droite et en avant sonorité. Bruit de

Skoda dans les fosses sus et sous épineuse gauches. Au-dessous, matité. A droite et en arrière matité au-dessous de la septième côte.

Auscultation : en arrière et à gauche souffle amphorique avec râles
à grosses bulles ayant leur maximum au niveau de l'angle inférieur de
l'omoplate ; à droite et en bas, souffle bronchique et râles, à gauche
et en avant expiration soufflante et râle à grosses bulles. Bronchophonie et augmentation des vibrations thoraciques.

Crachats jaune verdâtre, fluides, se partageant peu nettement en
trois couches. Dans l'inférieure on rencontre les cristaux et les leptothrix décrits plus haut, et des champignons très fins, formant cinq à
six tours de spire, qui s'allongent et se raccourcissent, et ne se colorent pas par l'iode.

Périodes d'amélioration et d'aggravation. On emploie des inhalations d'oxygène (un gazomètre chaque jour pendant trois semaines),
pendant ce temps grande amélioration ; l'expectoration est moins forte
quoique gardant sa structure. Les inhalations cessées, les accidents
reparaissent ; on reprend alors ce traitement ; la fièvre disparaît,
l'expectoration diminue beaucoup et la malade quitte l'hôpital très
améliorée.

Nous pourrions rapporter encore d'autres observations de pneumonie chronique et de dilatation des bronches terminées par sphacèle du poumon ; mais celles que
nous avons déjà citées nous paraissent suffire. Nous allons
maintenant donner des exemples de gangrène pulmonaire
compliquant la tuberculose.

OBSERVATION XVI (inédite).

Tuberculose : expectoration fétide.

J... B.., carrier, 29 ans, entre le 9 mai 1881, salle Saint-
Ferdinand n° 11.

Pas d'antécédents de famille. Un rhumatisme ayant duré cinq mois en 1875. Fièvre typhoïde à l'âge de 15 ans.

Le 23 mai 1880. — Le malade qui éprouvait depuis deux ou trois jours de la dyspnée et des douleurs thoraciques, fut pris d'une hémoptysie peu abondante qui se renouvela plusieurs fois. Il resta souffrant pendant huit semaines; depuis il a toujours toussé; il avait une expectoration très abondante et quelques points de côté. Au mois d'octobre, il dut entrer à l'hôpital, où on lui donna du tannin qui diminua l'expectoration. Au bout de dix-neuf jours, il sortit très amélioré, mais toussant toujours un peu. Vers le 1er mai la toux et l'hémoptysie reparurent; le malade s'appliqua un vésicatoire sur le côté gauche. Le point de côté, qui gênait beaucoup la respiration, disparut. Entrée à l'hôpital, le 9 mai.

Etat actuel. — Malade amaigri, pâle, atteint d'une aphonie qui a apparu deux ou trois jours avant son entrée à l'hôpital, il tousse beaucoup, et rejette des crachats blancs, mousseux, inodores. Mais l'air expiré a une odeur très fétide de gangrène, surtout quand le malade parle.

A la percussion, on trouve le sommet gauche complètement mat en avant, plus sonore en arrière; à droite sonorité normale. Peu de signes à l'auscultation. La respiration est seulement un peu moins pénétrante au sommet gauche. Rien au cœur.

Pas de troubles digestifs, sauf une grande diminution de l'appétit.

Traitement. — Essence de térébenthine, 4 capsules.

11 *mai.* — L'expectoration est toujours abondante; elle exhale une odeur très pénétrante et très fétide, moins nauséeuse pourtant que ne l'est, en général, celle des crachats de gangrène pulmonaire.

14 *mai.* — Légère hémoptysie; les crachats ont beaucoup diminué d'abondance, ils sont muqueux, un peu verdâtres, et moins fétides.

23 *mai.* — Le malade amélioré part pour Vincennes; la fétidité a encore diminué. Les signes d'auscultation persistent.

Les accidents ont été peu graves chez ce malade, qui

était bien évidemment tuberculeux ; il n'en fut pas de même chez une femme que nous observions quelques jours plus tard, et qui présenta des phénomènes gangréneux beaucoup plus accentués ; nous sommes porté à croire qu'elle avait une tuberculose peu étendue, mais nous ne pourrions l'affirmer. Peut-être aussi, faudrait-il rapporter les accidents pulmonaires à la syphilis, car cette malade était bien certainement syphilitique malgré ses dénégations. Les ulcérations buccales, et la chute des cheveux, qui s'étaient produites chez elle quelques années auparavant, jointes à l'aspect des taches qu'elle avait sur le corps ne peuvent guère laisser subsister de doutes à ce sujet. Nous reproduisons, ici, son observation.

Observation XVII (Inédite).

G. D..., 33 ans, sans profession, entre le 24 mai 1881, salle Sainte-Anne, n° 12.

Père mort accidentellement, mère bien portante ainsi que les sœurs. A eu des rhumatismes à l'âge de 18 ans, très intenses et ayant duré trois mois, mais ne s'étant jamais reproduits depuis. Il y a 5 ans, ulcérations dans la bouche, chute des cheveux et des cils. La malade est épileptique et raconte qu'elle a des attaques nocturnes, dans lesquelles elle a de l'écume aux lèvres, se mord la langue et quelquefois urine au lit ; souvent à la suite de ces attaques, elle est couverte de petites taches rouges ecchymotiques. Elle a aussi, pendant le jour, de petites attaques à forme vertigineuse.

Le 1er novembre 1880, apparurent de très violentes douleurs dans le sein droit, de la fièvre, une expectoration abondante ; la malade se mit immédiatement à tousser, et cracha une grande quantité de sang ; elle dut garder le lit six semaines, ne pouvant plus bouger tant sa faiblesse était grande. Elle continua à cracher le sang ; de plus l'expectoration était très fétide. Les règles avaient beaucoup diminué. La malade maigrit, s'affaiblit, l'appétit diminua beaucoup.

L'affaiblissement avait fait de tels progrès qu'elle ne pouvait plus se lever pour qu'on fît son lit sans se trouver mal. Souvent les quintes de toux déterminaient l'évacuation involontaire de l'urine. Bientôt apparurent sur les bras et les cuisses des éruptions cuivrées. La fétidité de l'expectoration diminua un peu ; enfin la malade entra le 24 mai à l'hôpital.

État actuel. — Jeune femme assez grasse et de bonne apparence quoiqu'elle dise avoir maigri. Paraissant plus jeune qu'elle ne l'est en réalité. Sur les cuisses et les bras existent toujours des taches cuivrées disposées en cercles. La toux est très fréquente surtout la nuit ; elle survient par quintes convulsives durant de quelques minutes à un quart d'heure, et déterminant une expectoration visqueuse, d'un jaune verdâtre ou parfois d'une teinte chocolat, et d'une odeur gangréneuse horriblement fétide.

Le microscope y fait reconnaître des cellules épithéliales, quelques globules rouges altérés, et des gouttelettes de graisse. L'haleine n'est fétide que lorsque la malade tousse fortement. Pas de fièvre, peu d'appétit, bonnes digestions ; à l'auscultation, on trouve quelques craquements en arrière dans les deux sommets. Pas de matité ; rien au cœur. Traitement, salycilate de soude 2 grammes ; teinture de quinquina, 30 grammes.

4 juin. — Un peu de sang dans les crachats.

7 juin. — Même état, quelques craquements secs aux deux sommets, surtout au sommet droit, en avant. Badigeonnages iodés sur la partie postérieure du thorax.

8 juin. — 4 capsules d'huile de foie de morue créosotée par jour.

10 juin. — Crachats un peu moins fétides, contenant un peu de sang.

11 juin. — Un peu d'amélioration, la malade n'a pas craché de la journée.

15 juin. — La malade a de nouvelles taches cuivrées et circinées sur le corps ; l'expectoration moius fétide contient souvent du sang. Elle a toujours lieu par quintes de toux convulsive suivies d'un certain temps de soulagement.

22 juin. — Deux grammes d'iodure de potassium par jour.

26 juin. L'iodure est remplacé par du sirop de Gibert à la dose d'une cuillerée par jour.

28 juin. — La malade a eu cette nuit une forte attaque d'épilepsie et plusieurs petites ce matin. Elle presente sur la poitrine de nombreuses ecchymoses punctiformes. L'expectoration renferme beaucoup de sang, mél. ngé de flocons de mucus verdâtre ; rien à l'auscultation que les signes indiqués plus haut. Bromure de potassium, 8 grammes.

5 juillet. — Les taches cuivrées commencent à disparaître.

7 juillet. — Hier hémoptysie assez abondante, qui a duré jusqu'à ce matin.

Maintenant, les crachats beaucoup moins abondants ont l'aspect catarrhal, et ne sont plus fétides.

12 juillet. — Les crachats ont une teinte chocolat. L'état général est assez bon, quoique la malade ait encore maigri ; elle se plaint de beaucoup tousser la nuit, et les crachats sont redevenus fétides. Il n'y a toujours pas de matité au sommet des poumons ; à l'auscultation on y entend quelques craquements secs. Au sommet droit et en avant, expiration un peu prolongée. On prescrit des inhalations d'eau phéniquée pulvérisée.

A ce moment, nous nous absentons ; à notre retour, nous apprenons que G. D. avait dû être renvoyée pour insubordination, à la fin de juillet ; il n'y avait alors d'autres modifications dans son état que l'augmentation de l'amaigrissement.

Nous avons eu l'occasion de la revoir au commencement du mois d'octobre de la même année ; l'état local ne s'était pas sensiblement modifié, mais l'état général avait empiré. L'amaigrissement surtout était très notable.

Observation XVIII (résumée).

Rogée (th. de Laurence 1840).

Tuberculose ; cavernes ; gangrène pulmonaire ; ulcération d'une branche de l'artère pulmonaire. Mort par hémoptysie.

Femme de 71 ans, d'une constitution délicate. Depuis une pleuro-pneumonie dont elle avait été atteinte au printemps de 1838, elle n'avait cessé de tousser et de cracher ; elle maigrissait et s'affaiblissait de plus en plus, entrée à l'infirmerie de la Salpétrière, 15 août 1838. Le 16, dyspnée, point de côté droit, toux fréquente revenant quelquefois par quintes, expectoration copieuse, muco-purulente et très fétide. Langue blanchâtre; pouls plein, peu fréquent, chaleur modérée. Du côté droit de la poitrine en arrière, diminution de la sonorité, et râle muqueux à grosses bulles. Respiration faible en avant. A gauche, rien d'anormal. Le 17, expectoration encore plus fétide, d'odeur gangréneuse. Dans la nuit suivante, crachement de sang rouge, spumeux, continuant toute la journée du 18. Saignée.

19. *août.* — Nouvelle hémoptysie ; le sang noir foncé diffère beaucoup de celui qui avait été craché précédemment. Il coule abondamment par le nez et la bouche, et la mort arrive en quelques minutes.

Autopsie. — Poumon droit adhérent au thorax, et rempli de tubercules nombreux surtout au sommet : en arrière et à la partie la plus élevée du lobe inférieur, à peu de distance de la surface externe, deux cavernes du volume l'une d'un œuf de poule, l'autre d'une noix, tapissées par une fausse membrane semblable à celle qu'on trouve dans les excavations tuberculeuses ; leurs parois sont réduites en un putrilage noirâtre, d'odeur gangréneuse et s'enlevant par lambeaux. La plus petite communique avec une des principales divisions de l'artère pulmonaire par une ulcération arrondie, de deux lignes de diamètre, à bords déchirés. Partie postérieure du poumon engouée.

Tubercules dans le poumon gauche qui présente quelques adhérences à la plèvre costale. Autres organes sains.

OBSERVATION XIX résumée (Lees Dublin Journal 1842)

Tuberculose ; gangrène pulmonaire ; mort par hémoptysie.

Un enfant de six ans, tuberculeux depuis un certain temps, succombe à une hémoptysie. A l'autopsie, poumon gauche refoulé vers
le rachis ; la plèvre est remplie d'un liquide séro-sanguinolent mêlé
d'une grande quantité de caillots. Ni fausse membrane ni pus. A la
partie supérieure et postérieure du lobe inférieur, caverne du volume
d'une grosse noix, remplie de sang coagulé. Le tissu pulmonaire qui
l'entoure, est noirâtre, ramolli, déchiqueté, exhalant une odeur gangréneuse. Un gros rameau de l'artère pulmonaire, s'y ouvre par une
ouverture large, à bords rugueux, qui a manifestement causé l'hémor-
rhagie.

Un gros rameau bronchique, qui s'ouvrait accidentellement dans la
caverne était ainsi que la trachée, rempli de caillots sanguins. Le
sommet de ce poumon, et l'autre poumon tout entier sont criblés de
tubercules miliaires. Ganglions bronchiques volumineux et ramollis.

OBSERVATION XX

Lebert (*Klin. der Brustkrankeiten*), résumée.

Jeune garçon atteint d'empyème et de tubercules ; pendant plusieurs semaines l'expectoration avait été très fétide sans aucun autre
accident qu'on pût rapporter au sphacèle ; puis apparurent les signes
physiques de la gangrène du poumon. Mort par hémoptysie.

Observation XXI (résumée).

(Boudet. *Arch. de méd.* 1843). Tuberculose. Gangrène
pulmonaire. Mort.

Enfant de 12 ans ayant eu la rougeole à l'âge de 8 ans. Scarlatine
à l'âge de 12 ans ; l'éruption dure cinq jours ; quand elle a disparu,
il reste de la fièvre, de la douleur au sein droit, haleine fétide, vomissements, crachats purulents et fétides. Amaigrissement.

12 septembre. — Maigreur ; diarrhée sans colique ; pouls faible,
120 pulsations ; égal et régulier, 40 respirations par minute. Décubitus indifférent. Matité complète à droite, en avant depuis le mamelon jusqu'à la base de la poitrine, et en arrière dans les parties
correspondantes. Absence de respiration et de résonnance de la voix
dans ces points, toux peu fréquente, crachats opaques, non aérés,
d'une odeur forte, aromatique, nullement fétide. Grande faiblesse.

13. — Gargouillement, vive douleur dans le foie, vomissement.
Crachats fétides. Des hémoptysies apparaissent, avec du frisson, de la
diarrhée. de l'affaiblissement.

Mort le 21.

Autopsie. — Quatre perforations gangréneuses de l'œsophage.
Dans le poumon droit, deux cavités gangréneuses, dont l'une communique avec une cavité gangréneuse du médiastin Noyaux gangréneux ramollis en avant, infiltration tuberculeuse grise dans les lobes
supérieur et moyen. Plèvre partout adhérente. Pas de tubercules à
gauche.

Observation XXII résumée (Boudet).

A la suite d'une rougeole, fièvre intense, râles crépitants dans les
deux fosses sous-épineuses. Diarrhée, amaigrissement, haleine
fétide. Gangrène d'une portion des gencives, puis des lèvres ; à l'au-

topsie, tuberculose de la plèvre droite ; hépatisation au deuxième degré, à la base du lobe supérieur droit. Tissu dur comme dans la pneumonie chronique ; même lésion dans une partie du lobe moyen. Dans la scissure inférieure, grosse masse tuberculeuse, s'enfonçant dans le lobe inférieur. Ce fragment de poumon très dense et imperméable contient un petit abcès. A gauche, pas de tubercules, mais hépatisation au deuxième degré de presque tout le poumon, et caverne gangréneuse très superficielle, de la taille d'une prune siégeant dans le lobe inférieur et contenant un bourbillon rattaché aux parois par des prolongements. Une fausse membrane tapisse la cavité : commencement de guérison.

OBSERVATION XXIII résumée (Boudet).

Enfant de 10 ans, évidemment scrofuleuse et ayant vécu dans de mauvaises conditions hygiéniques : entre à l'hôpital avec une fièvre intense, pouls petit, faible, régulier, 124 pulsations. Taches de purpura ; pas de toux. Elle prend la rougeole, et présente des eschares multiples. Puis abattement extrême, face décomposée. Hémoptysies très fétides et mœlena. Mort.

Autopsie. — Nombreuses ecchymoses, et épanchement séro-sanguinolent dans les plèvres (60 à 90 grammes de liquide de chaque côté). Le poumon droit présente des ecchymoses ; le gauche présente une petite masse tuberculeuse enkystée dans son lobe supérieur, et un noyau gangréneux dans la partie la plus élevée de son lobe inférieur. Ganglions bronchiques tuberculeux. Tout le poumon est congestionné et œdémateux : les autres organes, foie, reins, vessie, vagin, sont mous, congestionnés et criblés d'ecchymoses. La rate est réduite en une bouillie fétide.

Observation XXIV (résumée).

(Nath. Alcock. *Méd. Times and Gaz.*, 1873).

Soldat de 33 ans, entré à l'hôpital le 28 janvier 1873, mort le 8 février d'une affection pulmonaire qui ne s'était annoncée par aucun signe important. Entré pour des hémoptysies datant de quelques jours seulement. La température avait peu varié (de 38°,8 à 39°), le pouls avait varié de 70 à 104 pulsations par minute.

A l'autopsie, tuberculose étendue des deux poumons ; trois cavernes gangréneuses au sommet gauche.

Observation XXV, résumée (Andral. *Clinique*).

Tuberculose; gangrène pulmonaire.

Malade de 55 ans, pris d'une pneumonie au mois de mai, sorti de l'hôpital au bout de douze jours, il reprit son travail, mais aussitôt une lassitude inaccoutumée, de la toux et de la dyspnée, l'obligèrent à l'interrompre. Il rentra à l'hôpital avec de la pâleur, une expectoration abondante, de crachats déliquescents, couleur de chocolat et mêlés de pus et de fragments de tissu pulmonaire sphacélé. Odeur gangréneuse de l'expectoration et de l'haleine. Son clair dans toute la poitrine ; pas de murmure vésiculaire à droite. A gauche, respiration bronchique peu distincte. Pouls faible, sans fréquence, prostration extrême, décubitus dorsal légèrement incliné à gauche.

2 *juin*. — Facies hippocratique; crachats et haleine très fétides. Crachats composés de sang presque pur, contenant des débris de poumon sphacélé.

A droite, sonorité, respiration puérile ; à gauche, sonorité encore bien plus grande, murmure vésiculaire confus. Diarrhée, vomissements.

Le 3, amélioration. Le 4, les symptômes graves ont reparu. Prostration, décubitus à plat sur le dos, peau chaude, pouls fréquent, traits tirés. Grand amaigrissement. Cet état persiste jusqu'au 4 juin. Ce jour là, gargouillement, et par intervalles, râles sonores. Le malade succombe ce jour là.

Autopsie. — A droite quelques adhérences anciennes, et léger épanchement séro-sanguinolent. Au reste poumon crépitant, simplement congestionné.

Poumon gauche très adhérent surtout en arrière et en haut ; presqu'entièrement détruit par la gangrène ; il est remplacé par une caverne gangréneuse occupant toute son étendue, et dont les parois d'une épaisseur variant de quelques lignes à un pouce et demi sont hépatisées. Le sommet infiltré de tubercules crus présente une caverne tuberculeuse de la taille d'une noix. Autres organes sains, sauf le petit intestin qui offre un peu d'injection, et trois ulcérations superficielles près de la valvule iléo-cœcale.

OBSERVATION XXVI *résumée* (Andral, clinique).

Phthisique ayant eu plusieurs hémoptysies ; dans une nouvelle, le sang a un aspect singulier, au fond du vase existe une couche liquide rouge brun, d'odeur tout-à-fait gangréneuse

Le lendemain, expectoration d'un gris sale aussi fétide ; on croit à une gangrène circonscrite, mais l'odeur et la teinte disparaissent peu à peu et l'expectoration redevient telle qu'elle est dans toute phthisie.

OBSERVATION XXVII *résumée* (Bayle. *Phthisie pulmonaire.*

Tuberculose ; gangrène pulmonaire.

Femme de 22 ans, tuberculeuse depuis quatorze mois ; atteinte depuis six mois de diarrhée, de sueurs nocturnes et de fièvre hectique. Très amaigrie depuis quinze jours, et très affaiblie.

A partir du 25 août décubitus latéral droit ; forte toux ; peu d'expectoration, haleine fétide. Soif vive, pas d'appétit, constipation, peau chaude, sèche, terreuse. Mort le 27. A l'autopsie, cavité à odeur gangréneuse de la taille du poing dans la partie inférieure du lobe supérieur. Tout autour tissu induré et semé de tubercules. Nombreux ganglions tuberculeux dans le médiastin, ramollis pour la plupart. Adénite tuberculeuse du mésentère.

OBSERVATION XXVIII résumée (Demandre, th. de Paris, 1877).

Jeune femme chétive, sujette à s'enrhumer, n'ayant jamais eu d'hémoptysie. Atteinte depuis cinq semaines de point de côté à gauche, avec fièvre, sueurs nocturnes, expectoration abondante, verdâtre, sans odeur. Il y a huit jours, douleur à droite, dyspnée intense, toux opiniâtre.

A l'entrée (5 fév. 1877) pâleur, abattement extrême sans amaigrissement notable. Temp. 40°, pouls, 92 pulsations. Toux continuelle, très pénible. Au moindre mouvement quintes plus fortes, avec haleine très fétide.

Crachats grisâtres, adhérents, très fétides, peu abondants.

Matité dans les deux fosses sus-épineuses, le tiers supérieur de la fosse sous-épineuse droite, submatité sous la clavicule gauche ; matité sous la clavicule droite. Percussion douloureuse. En arrière, au sommet gauche, souffle tubaire avec craquements humides ; au sommet droit et jusque dans la fosse sous-épineuse, souffle amphorique mêlé de gargouillements, et forte bronchophonie ; au-dessous quelques râles sous-crépitants. Quelques frottements pleuraux à gauche. En avant souffle profond sous la clavicule droite. Pas d'appétit ; langue sale ; selles fréquentes, très fétides.

L'état s'aggrave ; la température s'élève un jour jusqu'à 41°.

Le 8. — Diarrhée très rebelle ; le 12, signes cavitaires faibles à gauche, intenses à droite. Expectoration très abondante, fétide, visqueuse au fond du vase, mousseuse à sa surface. Œdème malléolaire.

21 *février*. — Rejet par la toux d'une grande quantité de crachats fétides, mélangés d'un sang noirâtre. Mort.

Autopsie. — Un peu de sérosité dans les plèvres. Adhérences très solides aux deux sommets. Au sommet droit, vaste caverne gangréneuse, n'ayant en arrière que 5 millimètres d'épaisseur, traversée par des brides de tissu sphacélé : la partie inférieure du poumon est grisâtre, indurée, infiltrée de tubercules. Nombreux tubercules crus et ramollis dans le sommet gauche.

Observation XXIX résumée (Demandre).

Il s'agit dans ce fait d'une femme qui avait eu un mal de Pott cervical, trois pleurésies et une pneumonie. Quinze mois avant le début de la maladie qui l'amenait à l'hôpital, elle avait eu une petite toux sèche, et des hémoptysies répétées ; elle toussait depuis. Une nouvelle hémoptysie abondante survenue dans les premiers jours de janvier 1877, l'obligea à entrer à l'hôpital le 26. Son état général était assez bon, peu de fièvre, mais toux quinteuse et continuelle. Expectoration abondante, formée de détritus couleur lie de vin, fétides, au milieu desquels nage dans un liquide spumeux, une masse visqueuse teintée de sang. Sonorité normale aux deux sommets ; le murmure vésiculaire y est affaibli, pas de râles ni de craquements. A gauche et en arrière, dans les 2/3 inférieurs du poumon (surtout le 1/3 moyen), souffle cavitaire très intense; gargouillement et pectoriloquie au niveau de l'angle inférieur de l'omoplate; autour du foyer, râles sous-crépitants et souffle bronchique.

Traitement. — Alcoolature d'eucalyptus et toniques. Les jours suivants, amélioration rapide. Le 3 février, crachats un peu moins visqueux, non sanglants. Le 6, le foyer se circonscrit : l'hépatisation diminue autour de lui.

L'amélioration fait des progrès, malgré une petite poussée congestive survenue autour de la caverne, et le 24 mars, on ne perçoit plus de souffle caverneux ni de râles qu'en un point très circonscrit. Quelques jours après exeat.

Dans ce cas, il s'agit très probablement d'une gangrène pulmonaire, survenue dans le cours d'une tuberculose très peu avancée il est vrai, puisque la sonorité était normale aux deux sommets, et que l'affaiblissement du murmure vésiculaire était le seul signe physique perçu.

Les antécédents de la malade, la petite toux sèche, les hémoptysies nous semblent des raisons suffisantes pour nous faire porter ce diagnostic. Toutefois, le peu d'intensité des symptômes, et la guérison au moins relative de la malade, nous font encore conserver quelques doutes.

Observation XXX

(Hersent, Soc. anat. 1843).

Enfant atteint d'hydrocéphalie et de pleurésie chronique. Les deux lobes supérieurs du poumon droit étaient parsemés de points gangréneux et de tubercules crus. Plusieurs petites cavernes tuberculeuses dans le poumon gauche. Le malade avait succombé à des hémorrhagies par la bouche et les oreilles.

Observation XXXI

(Fournet, journal l'*Expérience*, 1837). Résumée.

Femme de 37 ans, tuberculeuse depuis longtemps. Atteinte depuis deux mois de douleurs dans le côté gauche, d'oppression, de sueurs abondantes, de diarrhée.

A l'entrée, respiration très faible dans la région antérieure gauche de la poitrine qui à ce niveau est dilatée et offre une sonorité tympanique. Crachats visqueux et spumeux sans odeur.

Le 31 janvier, au niveau de l'angle inférieur de l'omoplate gauche, matité, ronchus sibilant, absence du murmure respiratoire.

Toux coqueluchoïde ; crachats abondants, opaques, striés de noir, semblables à de la boue, d'odeur gangréneuse ainsi que l'haleine.

Pouls 100 pulsations. Face un peu cyanosée. L'état général semble médiocrement grave.

Le 2 février, l'état est à peu près le même, les crachats moins fétides contiennent un petit lambeau de tissu pulmonaire gangréné.

On donne des toniques et on fait dégager du chlore autour de la malade. Les signes de la gangrène persistent, l'haleine est fétide surtout quand la malade tousse. Mort.

A l'autopsie, gangrène sur plusieurs points des téguments au sacrum (eschare ayant pénétré jusqu'à l'os) ; aux trochanters, à la surface d'un vésicatoire qui avait été appliqué sur le thorax. Dans la plèvre gauche, épanchement d'un gaz fétide, peu abondant et d'une pinte et demie de sérosité, trouble, grisâtre, tenant en suspension des lambeaux pseudo-membraneux de même couleur La plèvre de ce côté est tapissée d'une fausse membrane de couleur livide. Ce poumon très adhérent, en arrière, à la paroi thoracique, renferme plusieurs cavernes tuberculeuses ; à sa partie postérieure, caverne gangréneuse de deux pouces de diamètre, séparée de la cavité pleurale par l'épaisseur de la fausse membrane. Cette séparation n'a pas toujours été complète puisqu'un peu d'air fétide s'est épanché dans la plèvre. Cette excavation renferme un lambeau de tissu pulmonaire adhérant encore à la paroi par un pédicule, et entouré d'un détritus brunâtre à odeur de sphacèle très forte ; plusieurs bronches assez volumineuses s'ouvrent dans la cavité. Dans le même poumon, on trouve plusieurs autres foyers gangréneux les uns communiquant avec le premier, les autres isolés. Ces divers foyers ne siègent pas dans les portions du poumon infiltrées de tubercules ; toutefois, ces produits morbides n'ont pas laissé que d'avoir quelque influence sur le développement du sphacèle, puisqu'on ne trouve pas de mortification dans le poumon droit, où existent seulement quelques tubercules crus. La surface externe de la trachée est verdâtre dans toute son étendue.

OBSERVATION XXXII (résumée).

(Adhémar-Bobert. *Soc. Anat.* 1881).

Tuberculose pulmonaire et laryngée ; gangrène du poumon.

Malade de 44 ans, très-incomplètement observé pendant la vie. Les seuls phénomènes importants relevés chez lui, sont des troubles de la phonation, et de la déglutition. Il était aphone, et avalait souvent de travers, ce qui lui occasionnait de violentes quintes de toux. Il mourut le 12 janvier, sans avoir jamais présenté de fétidité de l'haleine, et n'ayant été obligé de garder le lit que pendant les deux derniers jours.

A l'autopsie : ulcération du larynx entre les deux replis aryténo-épiglottiques qui sont épaissis et indurés ; la corde vocale inférieure gauche est ulcérée dans une grande partie de son étendue. L'épiglotte est saine ainsi que la muqueuse du larynx dans le reste de son étendue.

La plèvre présente quelques adhérences aux sommets, et dans les 2/3 inférieurs de la plèvre gauche, les deux feuillets sont unis par une exsudation fibrineuse que la plus légère traction suffit à rompre. Les deux poumons sont infiltrés de tubercules. Quelques-uns ramollis. A la partie moyenne de la base du poumon gauche, foyer de gangrène pulmonaire de la taille d'un œuf, en forme de cône irrégulier, d'un gris sale et d'odeur caractéristique commençant à se ramollir à son centre. La partie de la plèvre qui le recouvre présente la même teinte. Les lobules qui environnnent ce foyer sont dans une petite étendue, le siège d'une inflammation peu intense. Malgré toutes les recherches, il a été impossible de trouver dans les bronches aboutissant à ce foyer la moindre parcelle alimentaire.

Observation XXXIII

(Ramdohr Deutsche Med. Wochenschrift 1878)

Gangrène pulmonaire se développant dans une excavation tuberculeuse.

Résumé. — Homme de 42 ans, sans antécédents de famille, mais
atteint depuis cinq ans d'une diarrhée persistante sur l'origine de
laquelle il ne peut rien dire de précis. La maladie remonte à un refroidissement survenu un peu avant le jour de Pâques 1876. Depuis
toux violente surtout la nuit, expectoration muqueuse d'abord, purulente plus tard, présentant parfois de minces stries sanguines. Jamais
d'hémoptysie plus abondante. Grand amaigrissement.

A l'entrée à l'hôpital (3 juillet 1876) léger œdème périmalléolaire ;
expression du visage normale ; teinte légèrement cyanosée des lèvres
et des joues. Peau sèche : Temp. 38°,6, pouls 100, à ondulations
élevées.

Bon appétit, soif augmentée ; langue humide rouge, avec léger
enduit gris. Diarrhée ; ni nausées ni vomissements. Maigreur ; omo-
plates ailées. La moitié gauche du thorax se dilate moins à l'inspiration que la droite. Matité dans les deux régions sus-claviculaires.
Sonorité dans le reste du poumon gauche. Au-dessous de la clavicule
matité à droite, et bruit de pot fêlé dans le deuxième intercostal droit.
Au-dessous, sonorité ; légère matité dans l'aisselle droite, à la partie
inférieure.

En arrière, matité dans les deux fosses sus-épineuses surtout à
droite, ainsi qu'à la partie droite de l'espace interscapulaire, jusqu'à
son bord inférieur. Plus bas le son est plus creux, mais sa tonalité
reste plus élevée qu'à gauche.

A l'auscultation souffle bronchique dans les deux fosses sus-épineuses et à droite dans la partie supérieure de l'espace interscapulaire.
En outre, râles à petites bulles, modérément abondants. A droite, en
arrière, et en bas, souffle rude, presque diffus, et râles.

Murmure vésiculaire dans les autres points.

Souffle bronchique avec râles dans la fosse sous-clavière gauche ; murmure vésiculaire au-dessous. Souffle presque amphorique, et râles crépitants dans les fosses sus et sous-clavière droites et le deuxième espace intercostal. Au-dessous, murmure vésiculaire presque normal et râles modérément abondants. Crachats muco-purulents, peu abondants, inodores. Urines normales. Bruits du cœur un peu sourds.

Même état jusqu'au 20 juillet. Fièvre très irrégulière oscillant entre 38° et 40°. Enrouement, toux assez violente pour amener des vomissements.

Le 20 juillet. — Les crachats contiennent de nombreux caillots de sang. Cette hémoptysie continue les jours suivants ; les râles prennent le timbre métallique.

A la fin de juillet, il n'y a plus de sang dans les crachats, qui sont plus homogènes, jus de pruneaux sans odeur. Ulcérations sur les cordes vocales.

Dans la nuit du 30 au 31, délire violent ; le malade se jette, un couteau à la main, sur un de ses voisins. Temp. 38°,8. Le matin, crachats rouge-brun, d'une odeur désagréable, peu abondants, formés d'une masse liquide homogène contenant quelques flocons et de petits débris de tissu pulmonaire.

Au microscope, on y trouve une grande quantité de fibres élastiques, du pigment noir, et de nombreuses bactéries. Le bruit de percussion devint tympanique dans la fosse sus-clavière droite ; il survint du tintement métallique. Les crachats gardèrent les caractères que nous avons indiqués, et le 2 août, le malade mourait avec des phénomènes d'œdème pulmonaire.

Autopsie. — Plèvre gauche, épaissie opaque et blanche au niveau du sommet, où elle présente ainsi qu'à la languette du lobe inférieur quelques adhérences funiformes. Sa partie inférieure est tapissée d'une fausse membrane peu adhérente, gris jaunâtre et présentant de nombreuses sugillations ; elle contient 100 centimètres cubes de sérosité trouble, jaune rougeâtre. Nombreux noyaux tuberculeux dans les deux lobes. Légères plaques d'athérome dans les ramifications de l'artère pulmonaire.

Plèvre droite : partout blanche, opaque et épaissie, avec des adhérences très courtes et très solides. Au niveau de la moitié supérieure du lobe supérieur, et au niveau d'un segment circonscrit de la base, elle a une couleur gris verdâtre. Un foyer gangréneux en chacun de ces points. Le supérieur est une caverne grosse comme une tête d'enfant. Le tissu pulmonaire qui l'entoure, très dur, gris verdâtre, n'a plus que quelques millimètres d'épaisseur.

A l'intérieur, végétations irrégulières, brun noirâtre. Dans cette caverne, masses putrilagineuses, d'un gris bleu foncé, très fétides. Le second foyer, de la taille d'un œuf de poule, présente la même structure que le précédent. Tout le poumon est criblé de tubercules. Intérieur de l'artère pulmonaire comme à gauche.

Muqueuse des bronches injectée ; celle du larynx est rouge ; celle de la trachée, ardoisée dans toute son étendue, présente un grand nombre d'ulcérations taillées à pic qui s'arrêtent à la bifurcation du conduit. Autres organes intacts.

Gangrène dans les cas de tumeur maligne du poumon.

Observation XXXIV.

(Stokes Dublin. *Méd. journ.* 1842). Résumée.

Homme de 45 ans, d'une forte constitution, éprouvant depuis quatre ans une douleur vive dans le côté gauche de la poitrine, avec oppression, palpitations, hémoptysies. Deux mois avant la mort, pas d'amaigrissement ni de fièvre hectique. Signes locaux d'un anévrysme de l'aorte. Peu de temps avant la mort, le malade cracha tout-à-coup une grande quantité de pus très fétide, et cette expectoration continua pendant quelques jours.

A l'autopsie, on trouva le poumon gauche complètement entouré par une large masse de tissu encéphaloïde qui comprimait le péricarde. La branche gauche de l'artère pulmonaire était aussi entourée par la tumeur qui l'aplatissait au point que sa lumière devenue elliptique pouvait à peine admettre une grosse sonde. Au-dessous de la tumeur, le poumon paraissait enflammé et était creusé d'une cavité communiquant avec les bronches, et présentant tous les caractères d'un abcès gangréneux.

Pas de tubercules dans les poumons, mais une dégénérescence cancéreuse avait envahi le poumon gauche de sa racine à sa partie antérieure.

OBSERVATION XXXV

(Ramdohr *loc. cit.*).

Sarcome du poumon. — Gangrène pulmonaire.

Résumé. — Pas d'antécédents de famille. Le malade, homme de 44 ans, a eu dans sa jeunesse les maladies habituelles aux enfants, et une pneumonie à 28 ans.

Au mois d'avril 1877, point de côté très circonscrit à droite. Depuis le mois de juin, toux et expectoration abondante, très visqueuse, muqueuse, mêlée de temps en temps de petites stries sanguines. Les douleurs thoraciques n'avaient pas persisté, mais il y avait de la dyspnée et de la diminution des forces. En août 1877, réapparition des douleurs au point indiqué ; elles s'aggravent pendant quatre semaines, puis disparaissent de nouveau. Toux, expectoration, dyspnée augmentées. Décubitus impossible ; le patient doit rester assis sur son lit. Grand amaigrissement; pas de sueurs nocturnes ; un peu d'œdème péri-malléolaire.

A l'entrée à l'hôpital (25 octobre 1877), douleurs dans l'épigastre, toux, expectoration, maigreur, pas d'œdème. Grande pâleur, lèvres livides, yeux excavés. Décubitus dorsal. Pouls 100. Resp. 24. La température n'est pas élevée; le pouls est plein. Respiration costo-abdominale, sans participation des muscles auxillaires. Les narines se dilatent à chaque inspiration.

La dilatation du thorax à l'inspiration est bien plus marquée à droite qu'à gauche. La pression douloureuse à l'épigastre ne l'est pas sur le thorax.

Percussion. — Son légèrement tympanique dans la fosse sus-claviculaire droite, et un peu plus élevé qu'à gauche. Ces phénomènes sont plus nets dans le deuxième et le troisième espaces intercostaux ; dans le deuxième bruit de pot fêlé. Au-dessous, le son devient mat, et se continue avec la matité hépatique. En arrière, submatité dans les deux fosses sus-épineuses et à la partie supérieure de l'espace interscapulaire. Du milieu de ce dernier jusqu'en bas, matité intense. A gauche son clair plus profond ; un peu de matité dans les parties inférieures.

Auscultation. — A gauche et en avant, souffle rude. Au-dessous du troisième espace intercostal, souffle bronchique, et, à côté, râles crépitants à bulles assez grosses ; plus bas, souffle encore. A droite, dans la fosse sus-claviculaire, inspiration presque nulle ; expiration prolongée à timbre soufflant et amphorique.

Idem dans le deuxième et le troisième espace, et près de l'aisselle.

En arrière et à droite, près de l'aisselle, souffle amphorique avec râles à timbre métallique. A gauche, dans la fosse sous-épineuse, souffle couvert plus bas par des sibilances et des râles. Vibrations thoraciques abolies à droite, et en arrière au niveau de la matité ; un peu augmentées plus bas. Conservées dans l'aisselle, mais disparaissant à partir de la septième côte. Conservées dans l'aisselle gauche, et en avant des deux côtés.

Crachats très abondants (400 à 600 centimètres cubes, d'odeur putride, cadavéreuse, offrant l'aspect de jus de pruneaux, et se divisant en trois couches. La supérieure est formée de détritus, qui nagent en partie dans une sérosité trouble constituant la deuxième couche. La troisième, rouge brun, assez homogène, ressemble à du pus sanguïnolent. On trouve dans ces crachats : 1° une grande quantité de débris noirs n'offrant au microscope aucune structure distincte ;

2° Les bouchons de Dittrich qu'au microscope on trouve formés d'un amas de bactéries avec de nombreux globules rouges, et des cristaux assez abondants d'hématoïdine.

Pas d'appétit ; langue rouge, humide, avec léger enduit grisâtre ; ni diarrhée, ni vomissements ; beaucoup d'éructations.

Dans l'abdomen, on sent une tumeur à la hauteur de l'ombilic. Le foie déborde les côtes. Pas d'albuminurie. Traitement tonique, inhalations térébenthinées à 1/200. Acide chlorhydrique. Les crachats gardent les caractères indiqués, jusqu'au 5 novembre. Alors, moins abondants, ils ne se divisent plus nettement en trois couches. Leur couleur rouge brun disparaît ; ils ne sont plus muco-purulents, mais gardent leur odeur putride.

Le malade dépérit rapidement, et le 28 novembre meurt dans le marasme.

Autopsie. — Le scrotum porte à droite une cicatrice de 4 centimètres et le testicule manque de ce côté. Le gauche assez ferme, a la grosseur d'un œuf de canard. Les poumons s'affaissent à peine à l'ouverture du thorax. Le gauche est tout à fait libre d'adhérences. La plèvre viscérale présente au niveau du lobe inférieur des sugillations punctiformes. Nombreux noyaux de sarcome embryonnaire dans les deux lobes. Muqueuse bronchique rouge et tuméfiée. Intérieur des vaisseaux pulmonaires, lisse. Dégénérescence sarcomateuse des ganglions bronchiques. Poumon droit très adhérent de tous côtés à la plèvre costale, volumineux. La plèvre est semée d'ecchymoses. Nombreux noyaux sarcomateux dans le lobe supérieur qui présente en outre quelques dilatations ampullaires des bronches. Lobe moyen sclérosé. Ses bronches dilatées dans une grande étendue, sont remplies d'une sécrétion gris rougeâtre, fétide.

Le lobe inférieur est changé en une caverne de la grosseur d'une tête d'homme, à parois criblées de végétations sarcomateuses, et, contenant une sanie jaune brun très fétide. Bronche de cette région changée à partir de son origine à la bronche principale en un tissu sarcomateux. Les bronches dilatées à partir de leurs principales ramifications contiennent un liquide jaune et fétide.

Branche inférieure de l'artère pulmonaire droite, entourée par le néoplasme, et contenant un caillot spongieux. Dégénérescence sarcomateuse des ganglions du médiastin postérieur.

Cœur atrophié, valvules saines, épanchement séro-purulent dans le péritoine. Foie gros, mais non dégénéré, sarcome occupant les ganglions cœliaques et rétro-péritonéaux. Sarcome dans le rein gauche, ayant pénétré dans la veine rénale gauche.

INDEX BIBLIOGRAPHIQUE

Bayle. — Traité de la phthisie pulmonaire, 1810.

Laënnec. — Auscultation méd., 1826.

Pichot. — Soc. Anat., 1827.

Andral. — Clinique médicale, 1829.

Corbin. — Gangrène superficielle (Journal hebdomadaire, 1830).

Cazeaux. — Soc. Anat., 1833.

Fournet. — L'expérience, 1837.

Bayle. — Maladies cancéreuses, 1839.

Laurence. — Th. de Paris, 1840.

Rilliet et **Barthez.** — Maladies des enfants.

Briquet. — Arch. gén. de méd., 1841.

Rostan. — Dict. en 30 volumes, 1842.

Stokes. — Dublin, Méd. journ., 1842.

Lees. — Dublin, journ., 1842.

Hersent. — Soc. Anat., 1843.

Boudet. — Arch. de Méd., 1843.

Leblaye. — Th. de Paris, 1844.

Lemaire. — Th. de Paris, 1844.

Dittrich. — Ueber Lungenbrand in Folge von Bronchialerwaite-
rung Erlangen, 1850 (Analyse in Caustatt Jahresberichte,
1850. V. 2, p. 256).

Cruveilhier. — An. path., 1852.

Strutehrs. — Gaz. Méd., 1853.

Traube. — Med. Centr. Zeitung, 1853.

Wirchow. — Gangrène et nécroses, 1854.

Montmassan. — Th. de Paris, 1856.

Lasègue. — Gangrènes pulmonaires curables (Arch. de méd.,
1857).

Laycock. — On fetid. Bronchitis. Med. Times and Gaz., 1857.

Bamberger. — Med. chir. Monat., 1859.

Oppolzer. — Allgem. Wiener. Med. Zeitschr., 1859.

Charcot. — Th. d'agrégation, 1860.

Trousseau. — Clinique de l'Hôtel-Dieu.

Gamgee. — Edimb. Med. Journ., 1865.

Leyden et **Jaffé.** — Arch. für. Klin. Med., 1866.

Banks. — Dubl. quart. journ., 1867.

Rindfleisch. Sitzungsberg. — Histologie.

Woillez. — Maladies de l'appareil respiratoire, 1872.

Alcock. — Med. Times and Gaz., 1873.

Lancereaux. — Arch. de Med., 1873.

Darolles. — Th. de Paris, 1877.

Filehne. — Sitzber. der. Med. Soc. Zu Erlangen, 1877-78.

Kannenberg. — Arch. fur anat. und phys., t. 75.

Strauss. — Gangrène pulm. Dict. Jaccoud.

Letulle. — Parasites du poumon. Dict. Jaccoud.

Leloir. — Soc. Anat., 1880.

Dubar.   id.   id.

Robert.   id.   1881.

Piogey. — Th. de Paris, 1882.

Lancereaux. — Bull. de Thérap. Novembre 1882.

Imp. A. DERENNE, Mayenne. — Paris, boulevard Saint-Michel, 52.